Memoria de Morante

Memoria de Morante

El adiós y el regreso de un genio herido

Zabala de la Serna

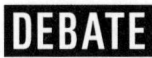

Papel certificado por el Forest Stewardship Council®

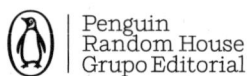

Primera edición: mayo de 2026
Primera reimpresión: mayo de 2026

© 2026, Vicente Zabala de la Serna
© 2026, Penguin Random House Grupo Editorial, S. A. U.
Travessera de Gràcia, 47-49. 08021 Barcelona

Printed in Spain – Impreso en España

ISBN: 979-13-87904-51-7
Depósito legal: B-4.376-2026

Compuesto en Comptex & Ass.
Impreso en Black Print CPI Ibérica
Sant Andreu de la Barca (Barcelona)

C904517

Índice

A Beatriz, mi todo

Siento que los toros me bordean como al canto de una puerta.

Todas las tardes pienso que me retiro y todas las noches sueño que toreo.

JOSÉ ANTONIO MORANTE CAMACHO,
MORANTE DE LA PUEBLA

Introducción

El 4 de enero de 2025 amaneció gris y frío en el sur de Portugal. El nombre de Morante de la Puebla volvía con fuerza a los carteles de las ferias que asomaban ya por el horizonte. Sevilla lo anunciaba en cinco tardes especiales; Madrid, en dos corridas estelares. Palabras y escenarios mayores. Su reaparición se había fijado el 8 de marzo en Olivenza. Ni siquiera había vuelto a probarse desde que toreó por última vez el 31 de agosto de 2024 en Palencia. Cortó el año en seco con la enfermedad mental zumbando en su cabeza como un moscardón encerrado en un vaso boca abajo. Los efectos del tratamiento contra la depresión resistente y el trastorno disociativo también lo colocaron contra las cuerdas. El día antes de la noche de Reyes decidió hacerse un regalo: volver a torear. La prueba en la ganadería de Álvaro Núñez concluyó con las peores sensaciones. La becerra le ganaba siempre la acción. Los movimientos del maestro mostraron una lentitud anquilosada, ausente de reflejos, sin sitio ni sentido de la distancia, perdido el tacto del toreo. Aquello no funcionó, quedaban dos meses para que sonaran los clarines y faltaba la terapia completa de electrochoques en Lisboa. Saltaron todas las alarmas. Visto desde la perspectiva que concede el tiempo, todavía cuesta comprender cómo aquel hombre quebrado levantó sobre sus hombros una temporada colosal, un año de faenas memorables, una epopeya gigante. El año más grande jamás contado. El 12 de octubre de 2025, exhausto, vacío, agotado de tanta entrega, encaró el último acto en la Monumental de Las Ventas sostenido por el hilo de la historia. Nadie presagiaba su despedida —el desenlace perfecto como punto final a una hazaña insospechada diez meses antes—, ni el temblor de sus manos desatornillándose la castañeta, ni la más hermosa y triste procesión por la Puerta Grande de Madrid, ni el arrebato emocional de su adiós. No hubo nada calculado entonces y tampoco lo hay ahora.

Yo fui una de las «viudas de Morante» en el breve tiempo que duró su ausencia. El estado de ánimo con el que arranco a escribir el presente libro y el estado anímico con el que lo concluyo fluctúan entre la conmoción por la despedida inesperada del último gran torero y la alegría contenida de quien pensaba que no debería haber regresado este año ni precipitado su vuelta. Veía venir la sacudida del antimorantismo canalla y la decepción honesta y entendible de los que vertieron sus lágrimas sinceras —una estafa emocional, sostienen— el 12 de octubre. No sólo la entiendo, sino que en parte la comparto. Veo venir también el toro y el sitio que él mismo se va a obligar a pisar otra vez. Este es un libro circular de un toreo esférico: empieza donde acaba y acaba donde empieza. Pero no versa —no va de, dicen ahora— sobre su reaparición, sino sobre la temporada inalcanzable que construyó desde la sima de su mente. El año en que Morante de la Puebla pulverizó todos sus muros y toreó como no ha toreado nadie en la historia. Sólo por eso, pero también por haberse echado la tauromaquia a la espalda, por su generosidad para torear con todos y en todas partes, por lidiar los toros de éste y aquél, por no mirar la cartera del empresario y sí el mapa de la tauromaquia, se ha ganado el derecho de volver incluso antes de hora.

Convengamos que no se ha ido. O no le han dejado irse. O no se ha podido ir. O lo ha necesitado desde el enfoque clínico. O puede que no haya querido marcharse, arrepentido, asustado desde el primer momento, como el niño que rompe sin querer el jarrón de porcelana. Sin torear no hay vida, no hay nada. O nada más que oscuridad. Todo es torear. Torear es su miedo y su gloria. Su bálsamo y su infierno. Su alternativa a vivir y su condena de vida.. El problema surge cuando se trata de comprender y explicar desde la racionalidad a un genio que escapa de todo raciocinio, a un tipo que fuma tabaco rubio casi por prescripción facultativa para anclarse a la realidad, a un hombre que dice: «Siento que los toros me bordean como al canto de una puerta».

En cuanto a la viudedad asumida después de un año de admirar un hito detrás de otro y emocionarme en los mayores escenarios del toreo, y ante la posibilidad de encarar en 2026 un centenar de crónicas con el actual escalafón y sin Morante, reclamo comprensión. Tanta como para esta obra que firmo como privilegiado testigo directo de una época que entrará en la historia marcada con el nombre de Morante de la Puebla. Ojalá al acabar su lectura hallen algunas claves para aproximarse a su arte, su vida y su compleja realidad. Como Morante en la misma noche del 12-O, también estoy asustado. Por lo que pasó, por lo que pueda pasar. Pero a la vez también palpita en mí una alegría cierta al contemplar de nuevo su nombre en los carteles de Sevilla. La tauromaquia es infinitamente mejor con Morante que sin él.

Escribir de uno de los toreros más completos, no sé si el número 1 pero sí el más grande que jamás he visto, entraña ya de por sí un miedo suficiente como para asumir, además, absolutos como punto de partida. Y, sin embargo, en el fragor emocional de las crónicas los he usado sin los fríos diques reflexivos del invierno. Conviene decir cuanto antes que Morante de la Puebla es el que mejor ha toreado de todos los tiempos. «El más valiente de los toreros artistas, y el más artista de los toreros valientes», escribió en un ensayo referencial Paco Aguado. Trasciende con una diferencia abismal el cuerpo de los toreros de su estirpe para situarse en un plano superior. Tritura sus clichés con abrumadora superioridad, empezando por la estereotipada fragilidad. Su valor inquebrantable cimenta un torero único en doscientos años de tauromaquia. Nadie unió el misterio y el poderío, el arte y el dominio, la belleza esferoidal, un grado de armonía insuperable en una línea continua. Suma en este último tramo de su trayectoria la épica, la tragedia vital y la escénica, el magisterio total. Morante no interpretó en la temporada de 2025 el toreo soñado. No es verdad. Morante hizo el toreo imposible, y esa manera de torear escapa incluso a los sueños. Si además se gira el foco hacia su quiebra psiquiátrica, la fractura con todo lo conocido es más profunda de lo que nadie pueda imaginar.

Escribir de Morante aún duele en el duelo temporal de su ausencia —volverá cuando sea, cuando pueda, cuando su necesidad clínica y su enfermedad mental dicten, apuntaba antes de saberse a ciencia cierta que sería en Sevilla—, después de retirarse sorpresivamente el 12 de octubre de 2025, con una temporada homérica a cuestas. La temporada entera fue él, y sólo él, a veces Wagner, otras Mozart, algunas Mahler y las demás Lola Flores. Una pasión desatada, arrebolada de duendes, mengues y tormentos. Un taconeo, sufrido, de muy dentro. Sentimiento y desgarro para conformar la violenta y perfecta expansión del clasicismo.

Escribir de Morante resucita una nostalgia que viene de antes, cuando sospechábamos de la cuenta atrás para su marcha por puras cuestiones biológicas —cuarenta y seis años y casi treinta de alternativa—, aceleradas por el trastorno disociativo y la depresión inclemente, que voltearon el reloj de arena demasiado pronto. Existía el consuelo y también el temor del nuevo péndulo reactivado para su regreso desde el mismo día de su adiós. Una puerta abierta a la esperanza —«Me la he quitado [la coleta], no me la he cortado»—, a la supervivencia, en un horizonte desolado. La orfandad en la que sumió al mundo de los toros es, también, la razón de ser de su reaparición, incluso antes de hora, en los ruedos. El 12 de octubre de 2025 las luces del toreo se apagaron con el estremecimiento del último acto de una temporada histórica contra toda lógica.

La consagración definitiva en la temporada de 2025, cuando tocó la categoría de mito en vida, supuso la culminación de un proceso evolutivo con el genio siempre presente como hilo conductor. Todos los grandes artistas evolucionan, o mueren como flor de un día. Morante superó como un tsunami el círculo de fuego del ruedo, lo acontecido en la plaza, para convertirse en una figura popular, un fenómeno de masas, referente para los viejos, que atisban en él lo mejor de los más grandes, ídolo para los jóvenes, que ven lo que nunca vieron, un clásico dinamitando la modernidad. El personaje de Morante de la Puebla se sitúa a la altura de su toreo, que es el arte llevado a su máxima expresión. Torero y personaje se complementan, y habitan en la categoría de especies protegidas. La singularidad en peligro de extinción de un tipo intransferible en la calle y en la plaza. No hay nada impostado ni premeditado en Morante. Ni siquiera la naturalidad.

La cumbre evolutiva de treinta años de carrera, de tantos y un solo Morante, explota como un volcán en 2025. A un octogenario catedrático de Bellas Artes que había desplegado su sabiduría en una magna conferencia de una hora le preguntaron, a la salida de la charla, con la insana curiosidad de saber la correspondencia entre tiempo invertido y caché cobrado: «Maestro, ¿cuánto le ha llevado preparar esta conferencia?». El catedrático lo pensó tan sólo unos segundos y respondió: «Toda una vida». Ese es el tiempo que se tomó José Antonio Morante Camacho, toda una vida exactamente, para componer la teoría del todo de un torero para la historia.

¿Qué es este libro? Sólo sé lo que no es. No es una biografía. No es un ensayo. No es el anuario de la temporada más fabulosa que se recuerda, pero, a la vez, claro, sí lo es. Cómo no iba a serlo. Lo es cuando enseña su lado deslumbrante y lo es cuando enseña su lado oscuro. Es un viaje a Morante y con Morante, un trabajo periodístico a pie de obra. El modo más directo de mostrar la proeza del genio herido, el daño interior del hombre crucificado por la depresión. Sobre ella edifica un ejemplo de superación que exige ser mostrado al mundo, a la gente que sufre. La valentía con la que Morante se transfigura delante del toro bravo empata con la entereza con la que José Antonio habla sin tapujos de su trastorno mental. La integridad, en un caso y en otro, ante la muerte. Quince pastillas psiquiátricas conforman su día a día en 2025, los días y los meses que arman cincuenta corridas irrepetibles, con el cómputo de cincuenta y siete orejas y tres rabos, y la estrategia sin plan de la generosidad para torear con todos en todas partes.

La idea de este libro nace de una llamada telefónica. Álvaro Núñez, alquimista de la bravura, solicita mi ayuda, en enero de 2025, para recopilar las crónicas de Morante de los últimos años porque el torero ha perdido la memoria a consecuencia de los electrochoques. Quiere el ganadero armar un libreto que encienda los recuerdos, la reconstrucción memorística a través de la mirada de los otros. De mi mirada, o sea. Fijamos, en principio, como punto de partida el año 2005, cuando Álvaro sitúa una temporada formidable, una resurrección cierta después de un lustro desorientado, un tiempo de búsqueda desde la cornada del año 2000, en Sevilla. Asoman, ya entonces, los síntomas primigenios del trastorno disociativo y la depresión. Pero queda todo muy lejos en el plano taurino: el trabajo de prospección sería inabarcable. Hacemos un manojo como salvavidas de emergencia: «El toreo inexplicable de los genios» (Valencia, 2005); «Morante, o el rumor del toreo» (Sevilla, 2009); «Y Morante despertó al dios de la verónica» (Madrid, 2009); «Morante y la soleá del mantón» (Bilbao, 2011); «Morante desencadenado de cuerpo y alma» (Ronda, 2013); «Morante habla con Chicuelo» (Bilbao, 2014); «Y Dios escuchó a Morante» (Sevilla, 2016); «Una faena de fondo de Morante» (Sevilla, 2017)…

La pandemia del virus COVID-19 dibuja la frontera adonde hacemos el viaje para no perdernos en el maremágnum de la hemeroteca, cuando Morante de la Puebla asume la responsabilidad de su carrera y, sobre todo, la responsabilidad de la tauromaquia. A partir de 2021, José Antonio Morante se adueña de su destino, se ilusiona consigo mismo, con los detalles y el cuido de las cosas, y acepta la predestinación de ser un torero de época. Nos regala un tiempo trascendental: «Morante, a golpe de monumentos» (Sevilla, 2022); «Morante, la huella del cirujano del tiempo» (Madrid, 2022); «Las tres invocaciones de Rafael» (Salamanca, 2002); «Morante ahonda en su leyenda» (Sevilla, 2022), Morante se encarama en lo más alto de la historia» (Sevilla, 2023)… Y así, superados los duros periplos de 2023 y 2024, explota en la temporada de 2025 como el Big Bang del toreo: nace y muere en él un universo de siglos. «Morante revienta el cónclave de Sevilla y se proclama papa del toreo» (Sevilla, 2025); «Morante, la memoria del toreo y dos que se han olvidado de torear» (Sevilla, 2025); «Morante y la faena de San Isidro» (Madrid, 2025); «Y Madrid se puso, por fin, a la altura histórica de Morante» (Madrid, 2025); «Morante sigue rompiendo techos y hace lo inaudito» (Pamplona, 2025)… «Adiós del más grande por la Puerta Grande más triste del mundo» (Madrid, 2025).

No es el propósito de esta obra confeccionar una antología de crónicas. Se trata de otro asunto: de fijar memoria, de cantar la epopeya, la resurrección del artista frente a un lienzo en blanco. O un fundido a negro: «Un torero sin memoria es como un álbum sin fotos», dijo el maestro consciente del desguace interior. Al principio del año mágico de 2025 no había magia ni se esperaba. Ni álbum, ni fotos. Sólo una angustia indescriptible. La necesidad de reconstruir a Morante por fuera y por dentro. Para que no haya olvido. Lo sucedido en la temporada de 2025 forma ya parte de uno de los capítulos más grandes de la historia del toreo.

12 de octubre de 2025
«No puedo más»

A la puerta de la habitación 219 del hotel Wellington, suena una guitarra y unos cantes flamencos que podían ser fandangos como saetas. Morante de la Puebla, recién duchado y peinado, con el brillo del agua todavía en su pelo negro ondulado, ha saludado desde el balcón hace ya un rato, con su batín de seda cobriza de Rubinacci y unas sandalias de piel. Eleva una copa ante los seguidores que se concentran en la calle de Velázquez esquina con Villanueva bajo la luz anaranjada de las farolas y el aire cálido del otoño, besa la bandera de España y hace así con la mano, como si dijera de nuevo adiós. Bendice a la parroquia con el gesto. La escena es un calco de la vivida el 8 de junio, en su otra Puerta Grande de una temporada inalcanzable. Nadie podía sospechar entonces este final cuatro meses después. Es un final insuperable, una batidora de sentimientos. La noche pasa con el peso triste de la tarde a cuestas.

La habitación condensa las conversaciones en torno a lo mismo, y él está presente en todas. Desde la esquina del atestado salón de la suite habla con unos y otros, despide a los que salen y saluda a quienes entran. Un gesto cansado pero amable preside su rostro. Su mirada refleja un agotamiento cierto, un cansancio emocional, la fatiga física de toda la temporada, la paliza de la voltereta y el apaleamiento de la salida a hombros. Toro y gentío lo han desbaratado. Casi le quitan el corazón. Hace apenas tres horas que se ha cortado la coleta y aún le duele el alma. Morante de la Puebla acaba de dejar huérfano al toreo. De la calle siguen subiendo algunas voces noctámbulas que jalean su histórica y repentina despedida. Los últimos de Filipinas tocan palmas por bulerías.

El 12 de octubre de 2025, día de la Hispanidad, venía marcado en rojo en el calendario desde muy lejos. Desde que se conoció su doblete de mañana y tarde a principios de julio, en pleno San Fermín. Fue increíble la velocidad a la que se agotaron las entradas, en tan sólo una hora para la corrida vespertina; en algo más para el festival matinal. Congregó a 46.000 personas al reclamo de su nombre en una jornada clamorosa. Su presencia en la Feria de Otoño había disparado el abono hasta superar el techo de los 19.000 espectadores —la plaza afora 22.964—, nunca traspasado. Su fuerza en las taquillas revirtió un axioma más respecto a los toreros de su estirpe, los denominados «de arte». La máxima de «los toreros de poder a mandar, y los de arte a acompañar» había entrado en fase de demolición definitiva según fue desarrollándose la temporada y creciendo el fenómeno morantista, su leyenda indomable, el tsunami imparable. Morante sumaba otro título a todos los que le adornan: líder de las taquillas. Increíble pero cierto después de casi treinta años de carrera.

La jornada del 12-O se desarrolla con un ritmo sentimental intenso. Nadie sospechaba el desenlace, el temblor de sus manos desatornillando la castañeta, el llanto desatado, la conmoción de la plaza entera, el shock del inmenso ruedo ibérico que es España. La idea del homenaje a Antoñete —un festival y una escultura en su memoria— sale redonda. Como las cosas que brotan del sentimiento. A Morante lo sostiene el hilo de la historia a lo largo del año, especialmente en los tramos más duros, hasta alcanzar la fecha del tributo a Chenel. Su generosidad se siente en todo, en cada detalle, en cada elección, en el mismo toro «blanco» de José Luis Osborne como guiño al que inmortalizó Antonio en 1966, a sabiendas de que no embestiría. De que no sería fácil. De que no regalaría nada. Lo de Osborne hace mucho que no funciona, pero además, en este caso concreto, el mayoral de la ganadería había advertido con insistencia de que la reata de Presumido no da bien. Presumido se llamaba el toro que incluso recordaba por su sonoridad al del 66: Atrevido. No importó que embistiera bronco. José Antonio lo asumió, consciente de que el brindis romántico cobraba sentido en su capa ensabanada. Si el toro —un toro fuerte, por cierto— no era ensabanado, perdía su razón de ser elegir esta ganadería. ¿Un osborne colorao? ¿Y dónde está la gracia?

El festival concluye con una perfección que ni soñada. Un regalo gigantesco para la afición de Madrid por obra y gracia del torero cigarrero. Morante había depositado en ella, en la afición de Madrid, el sello del tributo tal y como se lee en el pedestal de la escultura de Martín Lagares: «La afición de Madrid a Antoñete». En verdad, desde que falleció Antonio Chenel en 2011 la afición no ha movido un dedo por su memoria. Parecía bastar con el azulejo que el propio maestro del mechón blanco inauguró en vida en el patio de arrastre, allá por 1998: «Esta fue su casa, esta es su casa». Plaza 1, la empresa gestora de Las Ventas, le había dedicado su Corrida In Memoriam, más como recurso que por oportunidad histórica, en 2024, el año del 40.º aniversario de la muerte de Francisco Rivera «Paquirri». Algunas voces ridículas, conmilitones de la idiocia, lanzan sus chinitas, sus ocurrencias a toro pasado contra la idea de Morante. En el fondo, les molesta. Aplauden con un sordo rasca rasca interior. Esas cosas se notan. Los cascarrabias ya se agitaban desde los éxitos de mayo y junio, cuando el ninguneo de la faena de más calado de todo San Isidro (28 de mayo) sembró la semilla de la codiciada Puerta Grande unos días después (8 de junio).

La sustitución de Julio Aparicio en el festival por el veteranísimo Carlos Escolar «Frascuelo» —setenta y siete años— cae bien, una locura con su encaje, torero de culto en Madrid, un bohemio con su parroquia, su sabor y el aliento de la demagogia. Le quita a Curro Vázquez el título de convertirse en el festival en el matador más longevo en hacer el paseíllo en Las Ventas. A Morante no le cabe el corazón en el pecho.

Curro Vázquez y César Rincón habían subrayado en diferentes entrevistas el gesto de José Antonio con especial abundamiento en su generosidad antes de hacer aún más grande con su toreo el acontecimiento. Toda la mañana se desarrolla con una emoción incontenida, bajo un ambiente de feliz nostalgia. El tesoro de Curro y César no tiene precio. La sinfonía currovazquista redescubre el toreo a las nuevas generaciones; la volcánica obra cesarista voltea sus emociones con el manejo de las distancias. El magisterio de las muñecas y la maestría de la rotundidad provocan un cataclismo. Morante acaba de regalar a la memoria colectiva el festival más hermoso que se recuerda. Caen las lágrimas del sol.

El toro blanco, como cabía esperar, no se presta al lucimiento de Morante. Embiste seco, frenado, sin humillar. No se alivia el maestro, que expone más de la cuenta, tremendamente torero, en otra lección magistral, a escasas horas de vestirse de luces para la última corrida de la temporada. Del detalle del fajín malva que envuelve su traje de corto matinal pasará al malva y oro —de chenel y oro, dicen los modernos— de su vestido de luces vespertino. Una joya, cargadísima de bordados, una pieza de museo incluso antes del acontecimiento. El homenaje a Antoñete es total.

Transcurre la tarde como si la mano de Dios hubiera escrito su insuperable guion con renglones torcidos. La carga de dramatismo de la durísima voltereta, con el toro de salida, vacía al genio de La Puebla del último aliento de un año tremendo. Los tendidos contienen la respiración. Queda Morante tendido en el ruedo, todo su cuerpo inerte, a la manera en que Curro Romero quedó expuesto, inmóvil, en la cogida del toro de Moura en octubre de 1992. Todavía tintinea la luz en reserva del depósito de su pecho para que haga el toreo una vez más como no lo hace nadie. Sobre su derecha, la única mano por la que embiste el buen toro de Garcigrande, vuelve a ceñirse, a hacer un universo de armonía, a reunirse con la verdad más hermosa y maciza. Madrid brama con gargantas roncas. Una estocada monumental pone el colofón. Un monumento al volapié, un tributo a Rafael Ortega, uno de los más puros estoqueadores de todos los tiempos. La plaza estalla en una pañolada apoteósica, aderezada con algunas voces disconformes de los siempre insatisfechos con todo, salvo si lo hace un tieso. Morante agarra las orejas y emprende la vuelta al ruedo exhausto, rendido, profundamente emocionado, abatido.

Cuando concluye el paseo del redondel, se dirige a los medios, a la mismísima boca de riego. El público sigue aplaudiendo su grandeza y piensa que el maestro ofrecerá una muestra de gratitud ante tanta entrega, que es la suya correspondida. Pero Morante de la Puebla se echa las manos a la nuca, temblorosas, buscando la castañeta, el tornillo que la sujeta a su pelo. El silencio comienza a apagar las palmas como si fueran velas. Hay quienes gritan «¡No!, ¡no!» con la desesperación de un náufrago al que abandonan. Hay quienes lloran perdidos en otro mar. Las lágrimas ruedan por las mejillas del torero desconsolado. Ya con el añadido en la mano, lo eleva y lo ofrece como si brindara su vida entera, los sueños de la marisma, sus juegos de niño, los años de gloria, el dolor que quema. Su cuadrilla viene a él y se encuentran a mitad de camino del burladero de capotes. Juan José Domínguez y Curro Javier lo abrazan, tocan su rostro, pellizcan las lágrimas. «No puedo más», escuchan al final entre sollozos. La plaza se ahoga, sin saber cómo reaccionar. Detrás de la barrera, Pedro J. Marques, el guardián de la supervivencia, se lo come a besos, ofrece su consuelo. Fernando Robleño, el torero que se despedía oficialmente, se funde con el maestro en un abrazo, desconcertado. Madrid siente de pronto un puño en la boca del estómago, una sensación de duelo, la congoja de la pérdida, la necesidad de colocarse, otra vez, a la altura de la historia. Y prende una nueva ovación que saca a Morante al tercio, agitando los brazos, desarbolado, deshecho en el llanto.

Lo que queda de la tarde pasa pronto. Ya es de noche. Robleño goza del toro de su adiós, un garcigrande excelente, y el joven que ha confirmado la alternativa, Sergio Rodríguez, sigue abonado al anonimato. Cae muerto el último morlaco y una marabunta se precipita al ruedo, una chavalería desatada de entusiasmos, los jóvenes que han girado su mirada hacia el clasicismo gracias a Morante. Quieren participar en la última procesión del mito por la Puerta Grande y colapsan el inmenso círculo de arena de Las Ventas. La manifestación asusta por su densidad y su fuerza. Izan a Morante como a una talla de Montañés, agarran su traje de torear en busca de reliquias, transgrediendo todas las líneas del respeto. Desguazan el terno de museo, el vestido de chenel y oro. Para cuando alcanzan la salida de la calle de Alcalá, no existe la hombrera izquierda, el oro de la chaquetilla se disuelve entre las manos púberes de pequeños profanadores. Falta educación taurina en las nuevas generaciones que maravillosamente ha aportado Plaza 1 a Las Ventas. Falta educación en España. José Antonio Morante Camacho permanece estoico, ajeno, zarandeado, entregado como ante el toro, que sea lo que tenga que ser, conmovido en aquella procesión inextinguible. Su figura, erguida y llorosa, desaparece por el oscuro túnel que desemboca en la calle de Alcalá. Pestañean las luces azules de los teléfonos móviles que lo contaminan todo y graban la eternidad. La imagen cenital de la procesión es la de un río desbordado con un hombre flotando en su destino.

Dentro de la habitación 219 sigue el jaleo y el recuerdo candente. Gentes de todo tipo, conscientes de su condición de testigos de una página de la historia de la tauromaquia, consuelan a quien la ha escrito. O le felicitan compungidos. Morante ha vuelto a tocar el cielo de Madrid desde el infierno de la tierra, un camino que conoce. De la trágica voltereta, dura como un atropello, a la gloria. Y antes de todo ha abarrotado la Monumental de Las Ventas mañana y tarde, ha regalado un festival memorable, un monumento de Antoñete para toda la vida y un desgarro en la tarde, la Puerta Grande más triste del mundo. Un murmullo de voces y vasos establece la banda sonora en la suite. Al otro lado de la puerta cantan los gitanos, suena una guitarra.

Pedro J. Marques, el apoderado, amigo y báculo, asoma la cara para inspeccionar quién llama, como si fuera a pedir una contraseña. Procede el abrazo, que es casi de pésame. La sonrisa de Pedro manifiesta una alegría interna, un respiro de alivio, la rara satisfacción de la mezcla de sentimientos y la felicidad de la grandeza de la repentina despedida. No sabía nada, asegura. Morante conversa templado, envuelto en su batín de rayas con los colores rojigualdas, con un joven hombre en manifiesto estado de ebriedad. Habla con la pesadez de los borrachos. El periodista abraza al maestro y sólo atina a decir «Joder, maestro» con una parquedad que dice todo. José Antonio se encoge de hombros, frunce el ceño y dice uno de esos «bueno» suyos que también dicen todo. Cuenta la durísima voltereta, se agarra el cuello describiendo el temor de una lesión mayor cuando estaba inerte en el ruedo y enseña los moratones de los muslos, como balazos romos, uno por cada pierna: «Ya me había pasado muy cerca en la primera chicuelina». Sin apenas sacar el capote. Sus piernas atestiguan los percances estrepitosos y lo cerca que se pasa los toros. Es la piel de un burladero. Las muescas de los pitonazos invisibles quedan como el código de su pureza, un jeroglífico de cornadas fallidas.

Las volteretas se han acumulado a lo largo y ancho de esta temporada de tanta entrega —incluso en la octubrina Úbeda, a una semana de Madrid—, ninguna con la violencia de la última, ni siquiera la de la cogida de Pontevedra, que fue a cámara lenta, ligando el natural con el de pecho: «El pase de pecho empieza donde termina el natural» (Rafael, el Gallo dixit). Las cogidas se suceden en 2025 en ese instante exacto, no ésta tremenda de Las Ventas. Cuando Morante concluyó la última vuelta en el ruedo venteño, escucharon salir de su boca unas palabras rendidas: «No puedo más». El maestro no quiere, por ahora, hacer unas declaraciones oficiales —«Ya diré algo, de momento no digo nada»; lo hará en el *New York Times* treinta días después—, pero habla en la confianza del círculo íntimo y cuenta que la idea de cortarse la coleta —«Me la he quitado, no me la he cortado», puntualiza con un matiz clave, no baladí— se le ocurrió por la mañana, si salían bien las cosas, pero no quiso contárselo ni a su hombre de confianza: «Se me ocurrió a mí solo por la mañana. Si se lo digo a Pedro, me quita las ganas». La imagen de Morante en los mismos medios, entre lágrimas, desatornillándose la castañeta, con Madrid rendido, ya es una imagen para la historia. Todos los telediarios la ofrecen, amplificando el eco dramático de su adiós.

Una mujer de edad avanzada, rostro entrañable y también cansado, peinada con una permanente muy de señora de antes, la onda de toda la vida, observa la escena de la gigantesca habitación sentada en un rincón, envuelta en un chal o prenda similar. Es la madre de Morante, Pepi Camacho. La madre que lo parió que tantas veces se escucha entre vivas. Recuerda la primera castañeta, ahora que se ha quitado la última, que le compró a su hijo, apenas con nueve años. La castañeta venía sin goma y José Antonio llevaba el pelo muy corto. Hubo de inventarse una solución casera, con un palillo o algo así. Las voces suben los decibelios, y su voz, suave y pausada, a veces cae sobre su camisa de color coral. Lo ha pasado mal —una tila y Tranxilium para calmar los nervios— y sus ojos, pequeños, achinados, tras las gafas, se llenan de lágrimas. Le preocupa, como a todos pero más que a todos, el «¿ahora qué?» para su hijo, el vacío que viene sin torear, la enfermedad mental. Desde ahí arrancó Morante de la Puebla su temporada antológica.

El esfuerzo físico y psíquico han sido sobrehumanos hasta este puerto, hasta esta Puerta Grande desgarradora. Queda la duda de por qué Pepi, que nunca acompaña a su hijo, se encuentra en la habitación 219 del hotel Wellington en la jornada que ha apagado la luz en el planeta de los toros. La despejará más adelante, en su misma casa de La Puebla.

Entre los planes inminentes del maestro se encuentra una visita al psiquiatra, el doctor Antonio Sampaio, en Lisboa, para «reajustar el tratamiento» porque «en activo no era posible». Antes de marchar a Portugal, en Marinha Grande, centro-norte del país luso, donde pasó el invierno entre electrochoques que afectaron a su memoria, quiere aparecer por La Puebla del Río. Quedan pendientes dolorosos asuntos personales por resolver. Vibra en su fondo, como moneda de la suerte, una felicidad sorda por cómo han sucedido las cosas en Madrid, por cómo se ha desarrollado el festival de Antoñete —sonríe cuando recuerda las cegadoras actuaciones de Curro Vázquez y César Rincón— y el juego tan complejo que ofreció el toro blanco de José Luis Osborne. Era el precio del romanticismo del guiño a Chenel en el 66, lo sabía y esa es su grandeza. El ganadero de Garcigrande, Justo Hernández, que le ha dado la última Puerta Grande de su carrera, la de este doloroso domingo 12 de octubre, respira satisfacción al lado de la ventana abierta por donde suben los gritos de la calle. Todos los novillos-toros, menos el de Osborne, claro, de la memorable mañana, fueron también suyos. Justo es otro genio, en su materia.

La escultura a Antoñete, inaugurada el día anterior a la cita más importante del año, forma parte ya del legado inolvidable de Morante a Madrid en 2025. Dibuja un triángulo con los monumentos a Antonio Bienvenida y José Cubero «Yiyo» en la explanada de Las Ventas.

Desde ella salía Antoñete niño corriendo detrás de los camiones por si acaso, con la inclinación de la cuesta de la calle de Alcalá, dirección Manuel Becerra, se caía alguna pieza de fruta con la que paliar el hambre de la posguerra.

Por ella sacaba la muchedumbre a hombros a Antoñete cincuentón y desarbolado en su gloriosa reaparición del 81 con todo su empaque encima.

Y a través de ella salió el féretro de Antoñete muerto en su última Puerta Grande, camino del olimpo de los buenos toreros.

Morante descubrió a Chenel, su colocación y su empaque, en una de sus múltiples prospecciones arqueológicas del invierno: «En la soledad del campo, cuando uno repasa vídeos, vi la torería y el clasicismo del maestro Antoñete. Pensé que debía tener un monumento en su plaza y que la afición lo disfrutara. Fue un torero bohemio. No tuve la ocasión de conocerlo mucho, pero siempre estuve enamorado de su toreo». Y así prendió la luz del homenaje.

De entre toda la gente que entra y sale de la habitación 219, aparece un niño de unos seis años, vestido de flamenco, con el pelo largo y una coleta a modo de kiki. Morante, que se fotografía con absolutamente todo el mundo, hace un aparte y se para a escucharle, pues el crío, de Jerez, hijo de flamencos, habla como una locomotora, a la misma velocidad a la que mueve, nervioso, el capotillo entre las manos, y le dice al maestro que él también se va a cortar la coleta. Y estalla un coro de risas por la ocurrencia del chiquillo ante el ídolo. La ternura de la escena describe el fondo humano del torero que acaba de decir adiós, y asiente a la locuacidad del partidario más joven de la congregación.

Ya se acerca el reloj a las dos de la madrugada. La habitación 219 se va vaciando. Morante de la Puebla, el artista más valiente, el más valiente de los artistas, afronta ahora la soledad de la noche. Pepi recoge sus cosas. Todos salen con una mezcla extraña de sentimientos. Queda Pedro en el balcón como guardián del genio. «Ahora me quedo a solas conmigo, a pensar un poquito. No sé si es mejor quedarme con vosotros», dice José Antonio Morante Camacho, temeroso de su futuro inmediato, con una sonrisa triste.

28 y 29 de octubre de 2025 en La Puebla
El duelo

—La temporada ha sido dura, maestro.

—Bufff.

Resopla José Antonio desinflándose. Lo hace bajo tres cabezas disecadas de toros inmortalizados en tres faenas históricas en Sevilla en diferentes años. La mirada de Ligerito (de Domingo Hernández, pero en verdad de Garcigrande, en 2023), el toro del rabo, que todavía refulge nobleza. A su derecha, enfrentando la pared, Ballestero (de Garcigrande también, lidiado como sobrero en 2022) desprende la expresión de su muy bravo fondo. Lo desorejó también en una bravísima faena en tarde de torrestrellas. A su izquierda cuelga Derribado (de García Jiménez, de aquel septiembre del centenario 2022), arcilla para otra obra inolvidada, tan Ordóñez, tan rondeña, pero no consumada con la espada. Hubiera sido merecedora de los máximos trofeos en la estricta valoración de la faena de muleta, desarropada de la lidia absoluta que desplegó en la pluscuamperfecta inmortalización de Ligerito. De una maderita, en la esquina, junto a la chimenea de la casa de la Huerta de San Antonio, cuelgan sus despojos con una placa dorada: «Tarde de historia. 26 de abril de 2023». Ese día ya planeaba otra vez la sombra del cuervo negro de la depresión sobre las neuronas.

Morante almuerza sentado en el mismo sofá donde lo ha entrevistado Jason Horowitz para el *New York Times*, el 26 de octubre, apenas dos días antes de mi viaje relámpago, en un reportaje que coloca a la tauromaquia en el escaparate del prestigio mundial, la última frontera trascendida por Morante, el último servicio al toreo en modo leyenda: «Blood and tears as Spain's troubled bullfighting star hangs up his cape», destaca el título. Y añade el subtítulo: «La atribulada estrella de la tauromaquia afirma que se ha enfrentado a su último toro. Los aficionados apreciaron su talento, pero también su honestidad al hablar de su lucha contra sus problemas de salud mental». Los medios en España recogerán el eco de la entrevista centrándose en el asunto mollar para la industria del toreo, su ausencia: «No es una retirada definitiva, es sólo un descanso». La ampliación explicativa de «Me la he quitado [la coleta], no me la he cortado».

Dos semanas exactas han transcurrido desde su repentino adiós hasta estas declaraciones. Demasiado poco. El siguiente nivel pasará por desentrañar hasta cuándo durará el «descanso», entre desasosiegos y dudas. La ansiedad anticipatoria de vivir sin torear turba el tiempo que debería ser plácido, de reposo anímico y reajuste químico. El maestro no cerró la puerta del todo con aquel matiz madrugador, en la misma noche del 12-O, sobre el añadido: ¿coleta cortada o coleta quitada? Literalmente quitada o simbólicamente cortada, representaría lo mismo desde el punto de vista taurino. Pero en la búsqueda de otros enfoques, desde el prisma médico, desde el punto de vista clínico, Morante se deja una rendija de luz en un acto entre el arrepentimiento y la supervivencia: sería un desastre cerrar a cal y canto todas las puertas a la esperanza. Es bueno para un enfermo depresivo que se queden entreabiertas, cuando no abiertas. Eso piensan algunos especialistas en psiquiatría. El año 2025 arrancó hablando del suicidio como vía de escape, como huida del sufrimiento, el alivio del dolor. El objetivo de torear prende la motivación entre la tristeza. Sin torear no hay vida, no hay nada. O nada más que oscuridad.

Ésta es la cuarta retirada que anuncia Morante de la Puebla en toda su carrera. La primera fue en 2004, cuando tuvo que marcharse a Miami para tratarse, señales primigenias de la enfermedad psiquiátrica: trastorno disociativo, una depresión profunda. Conviven en el mismo espacio de su cabeza. Volvió en 2005. Cortó de golpe en la temporada de 2007 tras matar seis toros en solitario en la Corrida de la Beneficencia de Madrid, cuando aún lo apoderaba Rafael de Paula. Entregó los honorarios íntegros a una orden religiosa y anunció un nuevo adiós por «pérdida de la ilusión», otro modo de bautizar la tristeza. Quedó el zigzag del puntazo de un toro en la frente, como una marca de nacimiento, el rayo mágico de Harry Potter. Regresó en la temporada de 2008. La tercera vez que se despidió ocurrió en el verano de 2017 después de un mano a mano con un Juli arrollador en El Puerto de Santa María. Morante se manifestó aburrido del sistema taurino, contra los veterinarios y presidentes que imponen un toro muy grande, dijo, un animal que va contra el espectáculo y en especial contra el «toreo de arte». Reapareció en mayo de 2018 en la plaza de Jerez de la Frontera. No hace falta ser muy perspicaz para observar que, a pesar de todas las interrupciones, no ha habido en la carrera de Morante de la Puebla ni una sola temporada en la que no haya toreado desde su alternativa en 1997. Siempre reaparecía al año siguiente de decir adiós. Todo apuntaba a que volvería a suceder: «No es una retirada, es un descanso».

Las fotografías para el *New York Times* las hace la fotoperiodista portuguesa Ana Brígida en el salón de la casa de la Huerta de San Antonio, en la cocina con las cápsulas de Nespresso y en su dormitorio de la planta superior, con la pared verde del cabecero de la cama de matrimonio como telón de fondo. Bajo una ventana estrecha la mesilla de noche, testigo de desvelos, pesadillas y sueños, acumula algunos libros: *Y cuando digo España* (Fernando García de Cortázar), *El mito de Cortés. De héroe universal a icono de la leyenda negra* (Iván Vélez), *Veinte toros de Martínez y Diano* (Luis Fernández Salcedo), *Memorias de un gobernador civil* (José Utrera Molina) o *La Edad de Plata del Toreo* (Gregorio Corrochano). Lecturas que fluctúan entre los toros y una idea de España. Dime qué lees y te diré quién eres.

Los toros inmortalizados durante 2025, una legión, deberían encontrar su hueco en una pared de la casa, un museo desordenado de glorias. Suman tantos que haría falta un muro para colgarlos. Morante ha regresado a La Puebla para resolver algunos asuntos personales delicados. Una segunda separación matrimonial que, por ser parte de su más estricta intimidad, no puede serlo de estas páginas. Cuenta otra cosa el diario neoyorquino, producto quizá de una traducción, transcripción o declaración inexactas. El maestro se ha divorciado de Elisabeth Garrido, con quien tiene dos niñas, María y Lola, de quince y trece años. La crisis de pareja ha pesado también en su ánimo. José Antonio Morante júnior, fruto de su primer matrimonio, con Cynthya Antúnez, adora a su padre. Su primogénito se asoma a la Huerta de San Antonio en estos días de descanso del maestro que coinciden con los de libranza del Betis. A veces, el júnior celebra los goles con lances al banderín del córner y otras con un derechazo que trae aires de papá. Su carrera futbolística viene adelantada de tiempos, meteórica, al ritmo de los grandes talentos. Ya lo convocaron para la selección española de sub-18. «Yo de pequeño, hasta después de la comunión, quería ser torero. Hasta que te das cuenta de lo que hay. A mi padre le cogió el toro y vi lo que era la recuperación. Yo decía que el balón da menos *cornás*». Desborde, agilidad, zancada, poderío físico y una izquierda en la que también habita el paraíso hacen de él un jugador versátil con un futuro más que prometedor. Morante sénior se ha distanciado del fútbol de un tiempo a esta parte. Siempre lo sintió en verdiblanco, dividida su pasión bética con el Real Madrid. Ahora anima al Benfica en algunas noches del invierno lisboeta.

Faltan por llegar a las paredes de La Puebla las cabezas de Seminarista, el toro de Garcigrande de la gran faena del 28 de mayo en Madrid o la de Tripulante, el último toro —hasta la fecha— de su carrera. Las cabezas de los toros de Juan Pedro Domecq, los de la Puerta Grande del 8 de junio de 2025, no se sabe si llegarán. El ganadero las había reclamado en principio —incluso antes de que sucediera lo que sucedió— amparándose en su derecho adquirido. Los profanos desconocen que, a la hora de solicitar una cabeza de toro para disecarla, el criador tiene prioridad sobre el torero, aunque sea Morante, aunque sea la primera salida a hombros de su carrera. Juan Pedro propuso después repartirlas —«Me gustaría quedarme al menos una»—, pero «si el torero quiere las dos, suyas son». La relación ya había sufrido un traspié en la madrugadora Feria de la Magdalena de Castellón, cuando el maestro, dueño del genio pero también de un carácter fuerte, le soltó a Domecq tras la deslucida corrida: «¡Vaya ganadería de mierda tienes!». Morante, a estas alturas de 2025, ya estaba anunciado con los juampedros en la Corrida de Beneficencia de Madrid, no sin algunos intentos de cambio de ganadería. Un berrinche infructuoso. Saltó aquel 8 de junio un lote excelente —para Fernando Adrián— y un toro bueno —Sacristán por nombre— para el torero de La Puebla, que volvió a conmover Madrid. Del sueño de Seminarista a la parábola de Sacristán, ya es sabido que las cosas de Morante pasan por Dios. Le cortó una oreja —Lamet sostenía que merecía dos—, pero habría de inventarse un milagro con el cuarto toro, que embestía malamente. Ni la sombra del otro. Y así conquista Morante su sueño de «ver Madrid desde arriba», cosa que no había sucedido en toda su trayectoria desde aquella salida a hombros de novillero en un festival de 1996. De este modo, la ganadería de Juan Pedro Domecq figura en el hito de Morante. Como en aquella otra efeméride de la Feria de San Isidro de 2009, cuando despertó al dios dormido de la verónica con una antológica actuación con el capote y ganó el codiciado Premio Paquiro de *El Cultural* de *El Mundo*, patrocinado por Telefónica y La Caixa.

La luz eléctrica se fue de madrugada en la Huerta de San Antonio. La noche se había hecho larga. Dormí solo en la casa, en su dormitorio, exactamente en la cama del dios de La Puebla del Río. «Cierra la puerta principal por dentro, no suele venir nadie, pero...», se despidieron Morante y Pedro. Las fotografías de Joselito que cuelgan por todas partes cobraban un aire fantasmal con las últimas llamas de la chimenea encendida. Repasé un par de almanaques de 1916 y 1919, temporadas en las que Gallito toreó 105 y 91 corridas, respectivamente. Y también un cuadro estadístico de 1913, un año antes de que estallase la rivalidad con Belmonte. El retrato alargado del Gallo *petit* —como escribían en el semanario satírico *The Kon Leche* (1912-1916)— que ocupa la esquina izquierda del despacho se lo regaló Manolo Vázquez. A su vera colgará José Antonio una acuarela de Rafael, el Gallo, firmada por Antonio Casero, un detalle con el que trato de corresponder humildemente a su generosa hospitalidad. De pronto, me descubro sentado en el sillón como un auténtico mitómano, palpando el sillón y la mesa, haciéndome un autorretrato con el iPhone. Imagino a un fan de Elvis encerrado en Graceland, su mansión de

Memphis, la Meca de los elvisianos. «¡Caray, aquí Morante ha rubricado contratos de Ferias de Abril que figuran ya en los anales de la historia!», me digo. Sobre su cristal se ha firmado la historia del toreo. De José a José Antonio. De Rey a Rey de los toreros. La vidriera que enmarca el despacho muestra un motivo geométrico circular con una estrella de ocho puntas que en la tradición cristiana alude a la resurrección y a la vida nueva, el octavo día que sigue a la creación. Los colores blanco, azul y rojo le dan un aire eclesial. La talla de un Cristo de madera tamaño XXL cuelga sobre una lámina del siglo XIX de una cogida en la suerte de banderillas y preside la escalera de subida al piso superior. Un billete de mil pesetas con las efigies de los Reyes Católicos —impreso en los años cincuenta— adorna un lateral. Las paredes del pasillo que conduce al dormitorio lucen los aguafuertes de «La tauromaquia» de Goya. Piso casi de puntillas como si fuera a despertar a alguien, y no hay nadie en toda la casa. No cojo el sueño, casi con temor a deshacer la cama, entre otros miedos. El viento ulula en los eucaliptos y el agua tamborilea sobre el tejado. Sólo percibo sombras por la estrecha ventana. Ya no carga el teléfono móvil, ya no hay electricidad en la Huerta de San Antonio, ya no hay nada más que noche. La mañana parece no llegar nunca y, a la vez, no quiero que llegue. Morante aparece en una furgoneta blanca con su apoderado al volante cerca de las once. Saludo como Tom Hanks en *Náufrago* cuando avista un barco en la línea del horizonte del mar. Para entonces conozco todos los rincones de la casa y siento que soy el tipo con más suerte de la Tierra.

Pasea José Antonio por el salón de la Huerta de San Antonio entre cafés. La lluviosa mañana de otoño aplasta el campo como si el cielo gris cayera a plomo. El cerebro de Morante alberga una central nuclear, una turbina de pensamientos encapsulados en la somnolencia, una centrifugadora de actividad interior. Contrasta con el cansancio de sus ojos. La pastilla de la noche deja cierta resaca. Pasa el maestro de escudriñar las labores del electricista a cambiar en la pared del salón de baile —comuniones y bautizos— la cabeza de aquel toro feo de Daniel Ruiz —los toros buenos de Daniel suelen ser feos— por el guapo victorino de las ocho verónicas más hermosas que se le hayan dado nunca a un toro cárdeno.

Sucedió en la Feria de Abril de 2009. Nadie sabe lo que pesa la cabeza disecada de un toro. Participo en el intercambio de cabezas de nuevo con el sentimiento de estar tocando la historia. Rara vez se sienta Morante a mirar la lluvia.

¿Es consciente de la proeza de 2025?

Soy consciente de la lucha que he mantenido. Y de haber sido un referente en el toreo. Todo eso te carga mucho de responsabilidad, y la responsabilidad pesa. Pienso que sí, que soy consciente de lo conquistado.

¿Y humanamente? Quiero decir si ha tomado conciencia de la hazaña silente del hombre frente a la evidente del torero, de la batalla interna con la enfermedad mental y lo que ha significado exponerse a diario frente al toro. ¿De todo eso es consciente Morante?

Mucho más. Esa lucha ha sido infernal y a la vez heroica [a Jason Horowitz le ha apuntado otro argumento en el *New York Times*: «Es más difícil ponerse delante de un toro». Caben las dos batallas homéricas en la contradicción]. En eso estamos también ahora. A ver si podemos aliviar un poco todo mi sufrimiento. A ver si algún día puedo retornar a los ruedos con todas las facultades favorables para poder seguir haciendo historia.

De momento toca esperar.

Esperar, reajustar y sufrir. Porque estar sin torear es algo nuevo para mí. Y más sin saber si voy a volver, si un día volveré o no… Todo eso me crea muchas dudas y mucho padecimiento.

¿Dijo una vez que todas las tardes pensaba en la retirada y todas las noches soñaba que toreaba? Más o menos: «Todas las tardes pienso que me retiro y todas las noches sueño que toreo».

Es verdad. La angustiosa idea de qué sería mi vida sin el toreo siempre ha estado presente. Sueño siempre con torear. No son sueños agradables, pero sí que sueño mucho con el toreo. Ahora mismo, todas las noches, todos los días.

Cuando el 12 de octubre le cogió el toro, ¿es verdad que dijo «No puedo más» cuando la cuadrilla lo levantó del ruedo?

No cuando me levantaron de la voltereta. Fue al final. Me sentía agotado artísticamente. Y también físicamente. Había prometido que si salía por la Puerta Grande, dejaría de torear. Para que un día la salud vuelva a mi persona. Dios me lo concedió y, bueno, cumplí la promesa.

Nos ha dejado a oscuras.

Bueno, en penumbra.

Dios le otorgó la Puerta Grande en la que también tuvo algo que ver esa estocada con el sello de Rafael Ortega.

Ahí va [esa expresión tan suya; una sonrisa se dibuja sobre la palabra arrastrada y la mirada lenta].

Un volapié para Benlliure.

Sí, sí. Estuve viendo unos vídeos de Rafael Ortega entrando a matar en un carrito, y dije «Yo tengo que llegar a matar los toros como este hombre». Y ese toro lo maté así como Rafael mataba los toros.

Esto es: la mano en el pecho, la otra en el hocico, los dos pies en la tierra…

Ahí va. Es lo más difícil para mí, la suerte de matar. Bueno, y banderillear. Banderillear ya me cuesta mucho trabajo [Morante banderilleando ha sido también un prodigio de perfección] porque las piernas no son las de hace veinte años. Pero para matar sí que estoy en condiciones. Por una cosa o por otra, a veces pinchas a toros que no te lo explicas. A final de temporada, me puse los vídeos de Rafael y maté dos o tres toros muy bien. Este último toro de Madrid entre ellos.

Permítame: suerte que usted interpreta no sólo la hace suya, sino que supera la versión original y la eleva de categoría.

Lo intento, lo intento [una nueva sonrisa se ilumina bajo la sombra de sus ojos].

Sobre aquel montón de libros encontré la lámina de La Lidia *(1887) con el cambio de rodillas de Fernando el Gallo, otra suerte que ha resucitado con enorme arrojo.*

Veíamos una foto chiquitita, anterior a que nos hiciéramos con esa lámina de *La Lidia,*[*] y no sabía exactamente cómo se eje-

---

[*]   Dice esto el reverso de la lámina de *La Lidia* que retrata el arrojado lance de Fernando, el Gallo: «No vamos a iniciar una vez más la socorrida discusión sobre el cambio y el quiebro, que con la de las alternativas y la de la suerte de aguantar y recibir, son la eterna pesadilla de los aficionados didácticos; mucho más, sabiendo por anticipado que no habíamos de llegar á un acuerdo, toda vez que siendo por naturaleza duros de convencimiento en cualquier asunto, pecamos en lo que se refiere á política y toros, no ya de duros, sino de testarudos. Quédese, pues, para ocasión más propicia y más tiempo disponible tan manoseada polémica, puesto que ahora nuestro propósito no es otro que afirmarnos en lo que hemos sustentado repetidamente: que todo aquel detalle, por insignificante que sea, que contribuya á animar el toreo y á atenuar la monotonía reglamentaria de las suertes que lo constituyen, no sólo debe admitirse sin escrúpulo alguno en el curso de la lidia, sino fomentarse y aplaudirse. En este caso se encuentra el llamado "quiebro", que sin ser imprescindible o necesario en ninguno de los términos que abarca una corrida de toros, representa un aditamento de buen gusto y de artística desenvoltura, que produce siempre excelente efecto entre la matemática rigidez á que forzosamente tienen que someterse la mayoría de los movimientos de esa admirable lucha. Lo mismo el quiebro en banderillas, que el quiebro á cuerpo limpio, que el quiebro de muleta, que el quiebro de rodillas, llevan sobre los demás procedimientos, la ventaja de que, ejecutados con la precisión y oportunidad que requieren, resultan indudablemente de mucha más elegancia y adorno que aquéllos, y llenan más á la imaginación, partidaria, por regla general, de los primores de la forma, con preferencia á la sencillez del fondo. A pesar de todo, el quiebro de rodillas no deja de tener sus líneas fijas y sus movimientos precisos y matemáticos, sin cuyos requisitos sería expuesta su ejecución y nulo su atractivo. En primer lugar, se requiere en la res con que se prac-

cutaba, si era así o era *asao*. Le dimos muchas vueltas a cómo ha-
cérselo al toro por delante, el primer tiempo de la suerte y la resolución posterior. No fue fácil.

Tampoco lo era la suerte que se sacó de la chistera de parar los toros
con sólo medio capote. Insistió e insistió, escapando milagrosamente de la
cornada una y otra vez, hasta que en Salamanca salió, por fin, perfecta.

Es que los toros no se iban largos, no obedecían. [Sonríe,
de nuevo, sin concederle importancia a los reiterados gestos
de arrojo]. Ese toro de Justo [Hernández] sí lo hizo, yéndose
hasta allá.

Pedro J. Marques cuela en la conversación un «sueño» reciente
sobre la Monumental de Barcelona, sobre un hombre que abre
una trampilla, puede que como metáfora de que algún día pueda
volver a abrir sus puertas y su poderdante sea el artífice. Seguro
que lo han hablado más que soñado. Existe ahí también una idea
de España. Del mapa de la tauromaquia. Pedro se ha convertido
en un experto en mantener la llama de la ilusión prendida constantemente. Es un prestidigitador de fantasías, un motivador de
entusiasmos, el exorcista de la tristeza. Si para eso conviene fomentar la idea de reabrir la Monumental, la fomenta sin proble-

---

tique, la condición de boyante y noble, para que se empape bien en el engaño. Contan-
do con este factor principal, el diestro se coloca de rodillas á una distancia conveniente
y la avisa con el capote extendido, marcándole la salida por uno de sus lados; y cuando
el bicho, embebido ya en el percal, llega á la jurisdicción del torero, este, recogiéndole
en los vuelos del capote, le desvía rápidamente de la primitiva dirección señalada, dándole la salida por el lado contrario lo suficientemente larga, para que tenga tiempo de
levantarse antes de que el enemigo se desengañe y revuelva sobre el ejecutante, que
invariablemente escucha nutridos aplausos en recompensa de su vistoso trabajo. Suerte poco
general y que requiere condiciones excepcionales de torero; actualmente, los que la
practican con más frecuencia, son el joven Faico y el veterano Gallo, que es, sin disputa,
el maestro en ella, y en la que le ha aplaudido recientemente, con entusiasmo, el público de Madrid». Y es precisamente en Madrid donde Morante la ejecuta por última vez
el 12 de octubre de 2025.

ma. Constituiría el utópico regreso a la Ciudad Condal un motor de impulsión extraordinario para el maestro, que tanta huella dejó en la penúltima tarde de Barcelona (2011). Otro «sueño» es un regreso a Ronda, allá por septiembre, en la resurrección de la goyesca después de dos años suspendida por la rehabilitación de la plaza. Existe el anclaje histórico —y para el maestro la historia es la Biblia— de Antonio Ordóñez, que durante su retirada sólo toreaba una tarde al año, «su» Corrida Goyesca, el único espectáculo goyesco con sentido del mundo. Volverían los toros a la mitológica cuna del toreo de la mano de Morante de la Puebla, a quien la Real Maestranza de Caballería de Ronda distinguió en 2025 con una condecoración. Dio entonces su palabra a los maestrantes sin saber que no estaría en activo o que estaría retirado. Morante y Ronda, patrimonios artísticos de la Humanidad. Suena bien. Pero a estas alturas del décimo mes del año 25 no se sabe dónde ni cuándo volverá. Otro «sueño» sería resucitar la Corrida de la Vendimia de Jerez, que levantaría en homenaje a Rafael de Paula. A veces, a Pedro hay que interpretarle las fantasías oníricas, la realidad adornada, la verdad novelada o directamente la ficción. Todavía no ha aparecido el «sueño» de Sevilla en escena de la mano de José María Garzón, que precipitará todo.

La conversación nació espontáneamente y muere del mismo modo. Morante puso a volar una temporada estratosférica en mínimos de facultades físicas, lo que demuestra el descomunal torero que es y el valor sobre el que se asienta. Él insiste en el buen estado físico y apunta a otra cuestión más allá de la pesadez de piernas para no poder irse de la cara de los toros: la fe. Querer descifrar a un genio desde la cordura es tarea imposible. Desde el borde del salón del despacho de Joselito el Gallo en la Huerta de San Antonio, interviene cuando se le interpela sobre las múltiples volteretas de 2025. «No tengo las piernas de hace veinte años», reconoce, «pero es más una cuestión de fe. De fe en el toro». Cree que el toro va a pasar, que saldrá de la muleta, que la obedecerá hasta el final, hasta ligar el natural con el de pecho. Ese instante de la verdad gallista (Rafael): «El pase de pecho empieza donde termina el natural». Morante seduce la embestida con los vuelos en busca de la profundidad, pero sin renunciar jamás a la armonía. No concibe otro modo. La pureza es absoluta; el sitio que pisa, brutal. Apuesta todo para reunirse con los toros, fundido en un embroque escultural. Se los pasa por la faja, se reboza con ellos. Tan cerca que la emoción ética multiplica la emoción estética. «¡¿Y qué hago si no me sé pasar los toros lejos?!», exclama el maestro interrogando a los mortales en un arrebato de chispa. «Siento que los toros me bordean como al canto de una puerta». La frase vuelve una y otra vez. Morante solamente huye de lo que mata el toreo. De la técnica excesiva. De su frialdad. Domina el oficio, pero antepone la pasión. La pasión y la verdad. La pureza y el arte. Sólo el arte permanece incorruptible al paso del tiempo, y el tiempo es su juez.

Fallan constantemente los plomos del cuadro eléctrico de la casa. José Antonio vigila las pruebas y el arreglo de los cables. La Huerta de San Antonio, la finca cigarrera del maestro, desemboca en el río. La marea sube de Sanlúcar y el agua acaricia las raíces de los eucaliptos de las orillas, escenario de tantos reportajes. El viento suena entre sus hojas con eco de mar. Morante construyó su refugio donde el pueblo se precipita por una vaguada. Una hilera de naves bajas, unificadas por el blanco de la cal, vertebra el puñado de hectáreas que alberga un campo de fútbol de césped artificial, una placita de tientas hecha con traviesas de vía férrea, un gimnasio con un ring decorado con la silueta de un toro de Osborne, un salón para comuniones con toda una camada de cabezas de toros disecadas y la casa principal que también es de invitados. Relucen las cuadras de nueva construcción. Resguardan tres caballos, un pony y un burro. Morante domó el pony como un cowboy del salvaje Oeste para sus hijas, a pelo. Cobró lo suyo, porrazos, coces y caídas. El burro lo usaba por Navidad para recorrer las calles del pueblo con las alforjas rebosando dulces y coñac, parando por las casas como Papá Noel de la amistad. José Antonio ha sido alegría y disfrute antes de que el trastorno disociativo y la depresión profunda invadieran su cabeza como un ejército de alienígenas. Despliega cuando toca el agudo sentido del humor que distingue a los seres inteligentes. A la pequeña arca de Noé de la Huerta de San Antonio se han incorporado recientemente dos faisanes, en otro intento más de criarlos en cautividad. Los gallos de pelea no le fueron ajenos en una época de su vida.

El despacho de Joselito el Gallo, comprado como reliquia en una subasta, se erige en su enseña, la joya de la corona, el rincón de sus ensoñaciones. La devoción por los Gallo incluye a Rafael, injustamente recordado por sus *espantás*. O sólo por ellas. O por los dichos. Todos los dichos del toreo se los reparten entre el Gallo y el Guerra, correspondan o no. Del Divino Calvo quedaron los tópicos como un manto de olvido del extraordinario torero que fue, un adelantado a su tiempo. Un prebelmontista con la educación gallista de su padre don Fernando. El Gallo tiene el cuerpo y el duende de Morante, y esa cosa de cruce de sangres, y ese goterón gitano, y el nosequé de los grandes toreros, y este caos de los genios. José Antonio piensa veinticinco horas al día en el toreo, en el ideal del menor de los Gallo y mucho en la personalidad del mayor. Le gustaría que un monumento recordase su figura en la calle Sierpes de Sevilla, allí donde acudía a conversar de toros con su puro y su porte de vieja gloria, en las tertulias del Café Cabeza del Turco, también conocido como el Café Madrid. Rafael se retiró en 1918 después de que Joselito le organizase unas cuantas corridas de despedida en Barcelona, Sevilla, Madrid, Zaragoza… Incluso en la intimidad familiar se ofició la ceremonia del corte de coleta. Tiró de tijera la matriarca, la *señá* Gabriela. Pero el Gallo reapareció al año siguiente para enfado mayúsculo de Gallito. «Y puso a su hermano en la triste situación de tener que negarse a torear en las plazas en las que estuviese contratado», cuenta Tomás Orts Ramos, «Uno al Sesgo», en su libro *Rafael el Gallo*, no sin cierto sentimiento de engaño emocional. José no volvió a anunciarse con Rafael. El distanciamiento duró hasta la fecha de su muerte en Talavera de la Reina, el 16 de mayo de 1920.

Cerca de la cocina hay una cava de cigarros puros, un búcaro con su nombre y una figurita rondeña que representa al genio de La Puebla. Un calendario de 2022, confeccionado al uso de los almanaques que resumen las temporadas centenarias de Joselito, concentra las cien tardes que firmó su más fiel partidario en el siglo XXI, su leal devoto, el torero gallista que se explica por Belmonte. Retratado al uso antiguo, sentado en una silla con categoría de trono, Morante de la Puebla, vestido de corto, en blanco y negro, preside la lista del centenar de festejos del 22. Otra proeza, otro logro. Arrancó en la Feria de Valdemorillo (Madrid) entre carámbanos, a principios de febrero, y concluyó a finales de octubre, entre la suave temperatura de la sierra de Grazalema, en el pueblo blanco de Ubrique. «Para estar loco también hay que servir, no vale todo el mundo», dicen por Andalucía. Morante encarna ese dicho con una maravillosa locura. ¿Qué hubiera sido de la última década del toreo sin él?

El otoño de 2025 ha caído aquí en La Puebla de un día para otro, también la lluvia. Las máquinas cosechadoras siegan los arrozales en la marisma del Guadalquivir. Las tierras amplían la propiedad del maestro, que las arrienda para su explotación. Sobre la chimenea de la casita, entre las Orejas de Oro de RNE al triunfador de las temporadas de 2021 y 2022 —las pintó él mismo con pan de oro—, aparece un boceto en arcilla de una posible futura escultura de Rafael de Paula, el irrepetible genio gitano de Jerez. El artista Martín Lagares lo firma como el monumento de Antoñete que ahora es faro de las salidas a hombros en la explanada de Las Ventas. Es la viva estampa de Rafael en barro por los cuatro costados, la pose flamenca, las rodillas malditas, el gesto calé, la pierna de dentro adelantada, la muleta retrasada en la cadera. Lo muestra Morante a la vez que expone el relato de la negativa del genio gitano a convertirse en escultura: «Ya habrá que levantarla cuando muera». Unos días después muere el irrepetible genio gitano de Jerez, y el cura que oficia el funeral propone hacerle un monumento. Casualidades de la vida que cobran sentido en la muerte.

Morante enseñó personalmente el boceto a Rafael en una de las visitas que le hacía en la casa jerezana que pagaba el empresario Pedro Trapote. Renegó Paula, iracundo, arrebolado de mengues. No le gustó la arcilla: «Yo no tengo los pies tan grandes». Morante desistió de la tarea de convencerlo. Sabía cómo era, pero le quería. Lo conoció de cerca durante el tiempo que duró su apoderamiento, cuando bañó con su compás la verónica. Apauló el lance, pero no sólo. Morante también agitanó su toreo bajo la influencia de Rafael, ese natural enfrontilado a pierna cambiada como símbolo más evidente. Fue aquel loco 2007 el punto y seguido a una relación de cariño y admiración. No sufrió quebranto ni por el caos de la gestión. MdlP lo asumió como parte del riesgo y su apuesta. A cambio, se nutría de su sabiduría histórica, sus vivencias, el conocimiento directo de las fuentes. Y, además, de algún modo le hacía gracia su mal rasque, su manera de picarle. El gitano del barrio jerezano de Santiago y los números de la administración de un torero no cuajaban, no cuadraban ni casaban. Nada que no se viera venir. Lo contaba divertido José Antonio en una peña de Madrid: «Cada día era una aventura».

A veces Rafael de Paula se rebelaba contra el mundo, contra sí mismo, imposible de tempestades. Habrá que levantar ya *post mortem* el monumento como profetizó José Antonio: «A la memoria de *Rafaé*. *In memoriam* del hombre que fue una verónica de bronce». A Paula también le cabreaba que se redujese su arte al capote. Qué no le cabreaba. Llevaba en la mirada el recuerdo vago del barrio de Santiago de Jerez, la calle Cantarería, a mamá Tomasa y los aleteos infantiles como pases con el paño de la estufa. Su piel había perdido ya bronce y se había tornado cetrina, desnuda de su barba encanecida. Pisó por última vez el ruedo de Las Ventas en el festival de 2006 que llevó su nombre. Debían haberle puesto un administrador de la taquilla como a Bojilla. Aquel paseíllo arrastrado, lento, perezoso de torería, con el sombrero de ala ancha calado, cargando la suerte sobre la ceja, y el saludo al lado de Joselito y Morante, su último sueño. Paula alcanzaba cimas y simas, incopiable, también con la palabra. «El toreo es como fue, es y será», solía repetir. Hablaba como toreaba. A golpe de genialidad. Era senequista, gitano, glorioso, agitado de amarguras por la maldición de sus piernas, por lo que pudo ser y no fue: «Aunque tenga un currículum pobre, soy un torero para la historia». Juan Belmonte, su dios, se fijó en su talle, en su figura, en la pureza de su arte, probablemente en su hondura, y le invitaba a la finca de Gómez Cardeña, donde puso fin a su vida en 1962 por su propia mano. Al Pasmo lo perdonó incluso la Iglesia, la Sevilla de capilla y mantón por el crimen del suicidio. Cuando Morante de la

Puebla se explica por Belmonte nadie quiere pensar en un final de pistola o escopeta.

Un día Morante envió a Álvaro Núñez el enlace de un documental de Juan Belmonte, emitido por TVE, sobre su trágica despedida en Gómez Cardeña con una frase temible en el mensaje: «La vida es así».

La importancia histórica de Morante

La importancia de la histórica temporada de Morante de la Puebla en el año 25 del siglo XXI radica en el sitio desde donde la logra. No es sólo todo lo que consigue, sino desde dónde lo consigue. La enfermedad mental desde la que levanta un año antológico. La dimensión incalculable nace del doble terreno que pisa: el terreno del trastorno disociativo y la depresión profunda y el terreno innegociable que ocupa frente al toro. Un valor sobrehumano. «Así no se puede torear», sentenciaron a Juan Belmonte. Morante es un gallista que se explica por Belmonte, ya digo. Gallista por Joselito y también, en otra medida y por distintas razones, por su hermano Rafael, el Gallo. «El mayor arrojo proviene del temple», escribe José Bergamín. La esencia belmontista emerge de la hondura de un torero tan largo como él, a pesar de que en conversaciones cuestione la figura del Pasmo de Triana. «Belmonte era un ser especial. Pensativo, íntimo, dramático. Su toreo tenía que ser así por sus condiciones físicas. José era tan grande y superior que se hacía transparente», explica. Paradójicamente, las circunstancias de la enfermedad, los efectos secundarios del tratamiento, hacen que en 2025 sus limitadas condiciones físicas para irse de la cara del toro multipliquen los efectos telúricos del sitio que fija a conciencia, donde el corazón estalla, donde brota el toreo imposible. Ese lugar donde se construyen las leyendas. Él explicará el aguante hasta las últimas consecuencias como una cuestión de fe. La creencia ciega en que el toro obedecerá hasta el final para ligar el natural con el de pecho, el momento en el que los clásicos situaban la catarsis. La mayoría de sus percances suceden en ese instante de apuesta vital.

El patetismo de Belmonte envuelve la idea apolínea de su gallismo. Penetra en el espacio del miedo, y le da la vuelta. Ya lo augura en 2022: «Al igual que generaciones anteriores, también le he concedido mucha trascendencia al culto al miedo. Nos educamos en Juan Belmonte, un ser muy espiritual, melancólico y oscuro. El miedo suponía una continua rumia en su cabeza. Gregorio Corrochano escribe en su libro ¿Qué es torear?: "Si tienes miedo, no seas torero". Joder, este tío lo que me está diciendo es que no piense en el miedo. Así que he pretendido hacer algo tan difícil como darle la vuelta y cultivar el culto al valor. La clave para sostener la regularidad en una temporada de cien tardes ha sido volverle la espalda al culto al miedo». Lo será también en la temporada del 25, la temporada de su vida.

Pureza y pasión recorren su cuerpo, el esqueleto inmutable del toreo. No cabe una brizna de aire en su embroque, entre sus muslos y los toros. Su entrega transgrede todas las líneas rojas imaginables. Es Morante explorando los terrenos de José Tomás, explotando sobre ellos una tauromaquia evolucionada, rica de clasicismo y ventanas históricas. Morante, o es tradición, o no es nada. Culmina una evolución de doscientos años de historia y treinta de trayectoria propia. Conviven en él mito y plenitud con la inquebrantable base del valor de siempre, pero un paso más allá. Precisamente donde no hay paso atrás. Y así Morante emerge con la fuerza de un géiser en 2025; es el toreo mismo puesto en pie.

Su deslumbrante forma de hacer esconde al común de los mortales el extraordinario fondo de torero que lo sostiene. Existe una evolución formidable en la última década —acentuada desde el año 2021—, un viaje desde la gracia y la sevillanía hacia la profundidad. Suma tres décadas en la búsqueda de la piedra filosofal unidas por el río subterráneo del genio, la capacidad transformadora, el espíritu creativo. Crece de un modo imparable para el arte y crece de una manera fundamental para el toro: el caudaloso río de su talento encuentra foco. Le sirven más toros en la muleta, toros de impensable faena, exactamente, una década atrás. También porque le da al toro lo que el toro requiere frente al arte tan quebrantador de tiempos pasados. Interpreta el arte como fin en sí mismo, la «finalidad sin fin» kantiana. Es cierta la pesada carga de su mala suerte, le embisten muy poco los toros. Pero con su evolución reduce ese margen de pésimo bajío que siempre acompaña a Morante en los sorteos. Nunca ha indultado un toro y presume de ello. Entre su concepto exigente, la fortuna esquiva y el desinterés por hacerlo.

Late en lo hondo del caldero de este tiempo nuevo una palabra mayor, probablemente ausente en otras fases de su dilatada carrera, y esa palabra es compromiso. Lo adquiere con su carrera y con la tauromaquia. Un paso adelante de incalculable peso. La liberación del apoderamiento de la familia Matilla (2021) —y de todas las cadenas de los apoderamientos tradicionales por los que pasa con su espíritu nómada— le conduce a agarrar las riendas de su destino, la asunción de la responsabilidad, la ilusión por cumplir fantasías y gestos, siempre con un anclaje en la historia del toreo. El sentido del deber adquirido aparece oportunísimo en un año de vacas flacas, el famélico 2021 arrasado por la pandemia, necesitado de generosidad para con la fiesta de los toros. La suya es inmensa, su generosidad, digo, una estrategia sin plan, sin saber decir «no» en un evidente caos, con la impagable idea de darse: «Habrá que darle de comer a los empresarios y los ganaderos». Manda en el toreo, pero manda bien. Un torero de arte mandando, y no acompañando, no se conocía. Su desprendimiento se convierte en su inseparable compañero hasta el 12 de octubre de 2025 en Madrid, fecha de la ascensión definitiva al olimpo de los dioses de la tauromaquia, la consagración última de Morante como imprevisto fenómeno popular y, en aquel momento, el final de la trayectoria de un artista irrepetible.

La temporada de las cien corridas, en 2022, supone un hito en los toreros de su estirpe por la cifra conquistada, pero también, y sobre todo, por la regularidad en el arte. Algo inaudito, insólito, que dinamita el cliché de los (mal) llamados toreros artistas, las ataduras a la fragilidad y la irregularidad que aún hoy le persigue algunas tardes imposibles, la manoseada frase del pasado: «Cuando Morante no quiere…».

Por situar al lector, el poderoso Julián López, el Juli, máxima figura durante un cuarto de siglo (1998-2023), lideró el escalafón en 2019 —última temporada antes de la pandemia— con cuarenta y tres corridas como cota de un mapa decreciente y una estrategia selectiva. Apenas tres temporadas después Morante de la Puebla duplica, y algo más, ese número de festejos en la persecución de su sueño gallista, en la ilusión de alcanzar los cien festejos. Entra en el selecto club de las cien una tarde otoñal de finales de octubre de 2022, en el pueblo blanco de Ubrique (Cádiz).

En la rama del arte, los más próximos referentes a Morante, los iconos de Paula y Romero, no se acercaron ni de lejos a la cifra de la centena. Sus campañas solían ser medidas o cortitas. Curro —más de cuatro décadas ininterrumpidas en activo— firmó su récord en 1973 con cuarenta corridas y Rafael de Paula sumó cuarenta y una en 1975 como tope. No funcionan los mitos de la esencia por las cifras ni por la regularidad. Pero el Faraón de Camas —cinco Puertas del Príncipe de Sevilla y siete Puertas Grandes de Madrid— cuenta con mucha más trayectoria que el genial gitano de Jerez. El torero cigarrero hereda los estereotipos de la irregularidad y la fragilidad, y le cuesta desprenderse de ellos incluso en el arrollador último lustro, un quinquenio de fábula. A diferencia de «los del arte» —y la diferencia es abismal—, Morante de la Puebla no es un torero frágil. No tapa una tarde gris con cuatro verónicas como en otros tiempos, cuando se arman crónicas con un quite. No es el consentido de Sevilla ni de Madrid. La exigencia es mayor. Su capacidad de gigante, producto de una técnica que invisibiliza, lo separa de una categoría —el cuerpo de toreros artistas— que se le queda pequeña. Valor y asiento, registros y recursos, constituyen una tauromaquia intransferible, macerada en los archivos de la historia, que hace suyos y reinterpreta para elevarlos de rango y categoría.

Regaló en el 2022 una temporada mayúscula que inyecta una alegría desconocida por ir a la plaza, por descubrir tauromaquias como pecios en el océano de su torería, por escribir con un pulso nuevo el viejo ritmo del toreo. Aquel extenso año pasó factura a la enfermedad mental, el empeño capital prendió la recaída. La muerte de su padre, Rafael Morante, el agitador de su vocación, tocó también fuerte en el alma del maestro. Falleció en el mes de junio, en el ecuador de la gesta de las cien corridas. Morante se agarra a una foto de su padre en La Puebla y se derrumba delante de su madre, Pepi Camacho, pero se levanta y sigue. El esfuerzo enorme de la campaña y la dura orfandad colocan la semilla silente de la vuelta de la depresión. La siente de nuevo, como un latigazo fúnebre, en las zonas escondidas de la psique, cuando al año siguiente, el 26 de abril de 2023, alcanza el hito de cortar un rabo en la Maestranza, cincuenta y dos años después del último. Ya había algo que no iba bien en su cabeza. Lo reconoce en una entrevista más de un año después del histórico logro: «Aquella tarde yo ya no estaba bien. Si me veis con el rabo, veréis también que ya hay mucho sufrimiento en mi cara. Fue el inicio de esta recaída. […] Desde entonces vengo sufriendo muchísimo, viendo a muchísimos especialistas y esperando a ver si dan con la tecla». El resto de la temporada del 23 se convierte en un calvario que estalla con virulencia en 2024. Años de idas y venidas, años de incertidumbre. Tratamientos fallidos, quiebras químicas, lesiones físicas, roturas anímicas. Y el llanto perpetuo, un llanto inconsolable: «No paro de llorar». Seguir en activo, sin solución de continuidad, se convierte en asunto vital. Lo es también para regresar. La depresión resistente amplifica la importancia de la antológica temporada de 2025, en la frontera de la inmolación. Habita la sospecha de la pulsión suicida en ese ofrecimiento sin límites al toro, el gatillo de quien sabe que, sin la luz del ruedo, sólo hay oscuridad. Como si todo diera igual en una dimensión mental alucinante, un choque de realidad e irrealidad: «Siento que los toros me bordean como al canto de una puerta».

Rinde en 2025 otra vez los grandes escenarios de la tauromaquia, cuaja la Feria de Abril de Sevilla más importante de su carrera —incluso sin Puerta del Príncipe—, conquista el sueño pendiente de la Puerta Grande de Madrid por partida doble, reina en Salamanca —tres tardes, tres, y un rabo—, otro corta en Jerez, se hace con el corazón de Pamplona y se convierte en un fenómeno popular, en ídolo para una juventud transversal que voltea su mirada hacia el clasicismo. De San Fermín a Madrid pasando por Sevilla.

51

La cornada de Pontevedra suma leyenda y resta fechas. Morante riega de torería las plazas medulares, pero también pueblos con una visión expansionista de la tauromaquia frente al elitismo que la acota desde hace demasiados años. Aflora de nuevo la generosidad de su idea de la fiesta. Él la resume con un par de preguntas retóricas: «¿Y qué hacemos con las plazas de los pueblos? ¿Las tiramos?». Donde dice plazas podría decirse empresarios, y así podríamos cambiar la formulación de las dos cuestiones: «¿Y qué hacemos con los empresarios de los pueblos? ¿Los echamos?». Morante rompe el espejo estratégico de José Tomás, otro de los grandes de la historia, y también el de otras figuras recientes que se miran en él. Su motor no consiste en torear menos y ganar más, sino simplemente en torear, ensanchar el mapa del toreo. No se contrata en los dineros asfixiantes de los últimos astros que pisan plazas de tercera y aniquilan el vivero de empresarios menores. Permite y fomenta su supervivencia en unos términos criticables desde la mente del taurino moderno actual por no exigir unos honorarios que se correspondan con los de una máxima figura con la taquilla vendida. Y cuando no lo ha estado, se ajusta en la liquidación. Mira MdlP por la fiesta brava con larga generosidad: «Por mí he mirado menos. Como decía Juan Belmonte, nací con esta enfermedad del toreo y no se me cura». Es cierto que a veces mira tan poco por sí mismo que firma cosas que no debería. Para las empresas, Morante es un salvavidas, un buen negocio, el colchón del invierno. De esta necesidad surgen las colas del hambre de los hombres del sistema, del estamento empresarial, que llaman a las puertas de la Huerta de San Antonio, en La Puebla del Río, presionando para su contratación. Incluso cuando no se ha asentado la idea de su marcha, descanso o retiro en 2025, machacan el móvil del apoderado entonando una especie de «¿Qué va a ser de nosotros?». Sucedió en las temporadas anteriores, y quien habla de peregrinaciones a La Puebla habla también de romerías a Marinha Grande, en Portugal. El Camino de Santiago de los últimos años lo han vuelto a hacer los empresarios otra vez con el botafumeiro de la dependencia morantista.

El espejo estratégico de José Tomás se instala en la mentalidad de las nuevas figuras, el plan que sigue desde su reaparición de 2007, cuando el mito se hizo carne en Barcelona, hasta reducirlo a la mínima expresión: una tarde por temporada. Sin ser ninguno de ellos José Tomás pretenden seguir su senda en el diseño de temporadas encorsetadas. El mismo Roca Rey renuncia en 2025 a liderar numérica y moralmente la fiesta. Morante voltea esa visión ya en 2021, consciente de la situación de emergencia de la fiesta de los toros, desangrada por la pandemia. Y mientras otros se administran, reservan o simplemente se esconden, firma el genio cien corridas de toros para la temporada 2022, tras haber liderado ya el año 21. La mesa de su despacho, que perteneció a Joselito el Gallo, soporta como testigo conversaciones, acuerdos y compromisos. Abre Morante, además, el abanico de las sangres bravas arrinconadas, como reconoce el Premio Nacional de Tauromaquia de ese año. Incluso resucita la corrida concurso de Salamanca que, por las circunstancias conocidas, no toreará hasta 2025. Hace suya la plaza de La Glorieta, que quizá lo haya sido siempre. Ganaderías charras se asoman de su mano al antiguo esplendor de una fértil tierra de toros. La corrida concurso de Jerez también vuelve a reflotar por su empeño romántico.

Morante de la Puebla es un torero gallista que se explica por Belmonte, que ya se ha dicho. Reúne todas las condiciones que adornan al torero largo, el dominador de todas las suertes, pero en esencia es el asiento de su planta, ese modo de hundirse con el toro, tan fundido y templado, tan trágico y patético en esta última etapa. El vórtice belmontino se multiplica. A veces trata de poner la mano en la testuz en los toros que se le quedan por debajo, sin poderse ir. Como si fuera a frenarlos. Como si fueran becerras en una ensoñación. Morante aglutina un compendio que desborda lo soñado para el arte del toreo, y esto incluye asuntos contradictorios que en él se complementan: José y Juan. Pero entre medias se cuela Rafael, el Gallo, el eslabón perdido para explicar muchas cosas en Morante, que lo admira con veneración. El Gallo es un adelantado a su tiempo, un prebelmontista en los ruedos —Belmonte quería torear como Rafael—, el caos fuera de ellos. MdlP absorbe ese choque de constelaciones. Y otras más. Sevilla y Triana. Ronda y Sevilla. Sevilla y Jerez.

Explica Morante la quietud como punto de partida y la refutación de la quietud a la vez. Es el toreo al paso de aquella madrugada de México (2016) —«la sutileza coreografiada, el ritmo bailado, la torería camino de los medios… Elogio del movimiento»— y es el compás. El soniquete gitano, eco de pozo sin fondo, cante jondo, expresión barroca, siendo payo. Pulso calé, el viejo odre de Paula. Todo eso es. Lo uno y lo contrario. «Desde el mar que es quietud y es balanceo, algo que se siente rondar. Quizá el rumor del toreo», escribió José Alameda de Antonio Ordóñez, el empaque, el dominio de la escena, eso que también se aprecia en Morante: torear sin toro.

De entre todos los grandes capoteros de la historia, Morante de la Puebla ha descollado como el más completo. La verónica absoluta brota en él. No hubo nunca un intérprete tan elevado del lance que sublimaron Curro Puya, Cagancho, Victoriano de la Serna, Fernando Domínguez —es curioso que a Morante no le interese el lance de manos bajas—, Romero, Paula, incluso Ordóñez con toda su aura rondeña. Posee la capacidad de cuajar con el capote —lacio, suelto, sin apresto— un porcentaje elevadísimo de toros con una belleza insuperable. Habita en su verónica, más allá de la estética, un poderío asombroso, un embroque inalcanzable, una intimidad deslumbrante por expuesta. No necesita esperar al toro preciso —el toro de espejo— para hacer de la verónica monumento. Otra vez el valor como clave de bóveda. Conviene decirlo cuanto antes: es el mejor intérprete de la verónica de todos los tiempos. «El mejor de todos los tiempos, en el peor de los tiempos», descontextualizando a Dickens. Supera la categoría de esteta o virtuoso. No es academicismo, es clasicismo y pasión. La pasión de Morante hace inapreciable la imperfección. O mejor dicho, la hace perfecta.

Contemplar a Morante es entrar en el Museo del Prado de las Tauromaquias. Fiar todo al genio no hace justicia con la figura de Morante, que es un estudioso, un arqueólogo de este arte de siglos. Todo es rito en él. Bebe en las fuentes históricas, bucea en ellas a pulmón. Su cultura taurina es inabarcable. La resurrección de suertes perdidas amplía su catálogo, y las mejora haciéndolas suyas. La copia ya no es copia. Renueva un quite tan ramplón como la tafallera para vestirlo de seda, gallea por chicuelinas superando al que la inventó (Manuel Jiménez «Chicuelo»), saca la regiomontana del cajón del olvido y la sacude con tintes gallistas, pega el pase cambiado de Antonio Bienvenida, cita con el cartucho de pescao de Pepe Luis, destila la sevillanía de Martín Vázquez, enfrontila el natural a pierna cambiada de Rafael de Paula, se obsesiona con la geometría de Antoñete y la prende en los terrenos de José Tomás.

Cuando ahonda en los archivos más lejanos desempolva el cambio de rodillas de Fernando, el Gallo, el patriarca de sus venerados gallos, o el quite alado del Bú de su hijo José. MdlP encarna en estos tiempos modernos una amalgama de tauromaquias añejas, un archivo de todas ellas, una enciclopedia en movimiento. Y, a última hora, atrapa el volapié de Rafael Ortega, la perfección de los pies en la tierra, la muleta al hocico, la mano en el pecho, y mata como dictan los cánones. ¿Qué es Morante de la Puebla? Un torero clásico. ¿Y qué es lo clásico? «Lo que no se puede hacer mejor».

Yo he visto a tantos toreros históricos en Morante que puedo afirmar que Morante es todos ellos y, en definitiva, la historia viva del toreo.

La infancia y la madre del genio

Desde el rincón de La Puebla que es la Huerta de San Antonio, forja y cuna de Morante, nace el viaje hacia la infancia. Él mismo hace de cicerone por esta abnegada tierra de humedales. El cortijo de Pérez de la Concha, en el corazón de la marisma, deconstruye su perfil en la vieja finca de La Vuelta del Cojo con un aire fantasmal, abandonado y gris. Los coloridos azulejos que adornaban sus paredes han desaparecido, dejando el mapa de una ruina. El arquitecto Aníbal González y Álvarez-Ossorio, el director de obras de la Exposición de Sevilla de 1929, lo diseñó con grandeza de espíritu. También la majestuosa plaza de España o el edificio neomudéjar que hace esquina con la plaza de la Campana, en pleno centro de la ciudad hispalense. Apenas veinte kilómetros separan La Puebla del Río de Sevilla.

La maleza asoma por ventanas y puertas del vetusto cortijo. Su placita de tientas rectangular acogió los primeros capotazos de Rafael el Gallo, muletazos infantiles del mayor de los Gallo. Morante también se estrena en la arena rectangular, entroncado siempre con el ayer, devoto de los Gómez Ortega. De la plaza primigenia, sólo queda en pie una pared agujereada con aspilleras, la misma que aparece como telón de fondo de la fotografía de José Antonio enfrentándose, muy niño, tan chico, con apenas seis años (1985), a su primera becerra. A su lado parece inmensa, pintada a diferente escala. Negra y bien comida. Una voltereta le desvirga de la inocencia, el toro no es un juego. El Gallo también sufrió otro porrazo en su debut, y su padre, el sabio don Fernando Gómez, le regañó con dureza: «¡Los toreros no lloran!». El crío se revolvió para defenderse: «No lloro de miedo, lloro de vergüenza». Lo recordó el maestro en una entrevista, y ahora lo rememora entre las piedras amontonadas y la yerba seca de su niñez. Señala con el dedo índice el lugar del breve graderío por donde lo bajó en brazos su padre, Rafael Morante, para depositarlo ante su destino. Ese día toreaba Manolo Vázquez, el Brujo de San Bernardo, el hombre que puso el toreo de frente, hermano del gran Pepe Luis, que fue Sócrates del mismo barrio sevillano. Contaba en su momento el conocedor de la ganadería de Pérez de la Concha que se trataba de un herradero. Morante citaba a su futuro muleta en mano, muy planchada. La idea del torero que sería se asienta en la ajada fotografía, imagen de colores desvaídos, la del niño frente a su mañana.

José Antonio pisa con cuidado los montículos de escombros, el desguace del pasado, una escombrera de nostalgias. No muy lejos suenan disparos secos, tiros de caza ilegales en el paraje protegido de la marisma. A José Antonio le encantaba la caza de la polluela con métodos amanuenses, tampoco acogidos a ley. Suele darse la polluela chica o la polluela bastarda en zonas de humedales, un furtiveo menor y en vías de extinción con la legislación controladora. El asunto grave del Guadalquivir, por Isla Mínima e Isla Mayor, por la misma Puebla del Río, por estas vías de aguas inhóspitas, más que el furtiveo, es el narcotráfico feroz, su crecimiento voraz y la violencia que despliega inclemente contra la Policía Nacional y la Guardia Civil. La cosa se ha puesto fea con balaceras de grueso calibre. Los narcos disparan a matar. Faltan medios y fiscales en la lucha contra la droga. El Campo de Gibraltar se ha convertido en un coladero desde hace demasiados años. Los agentes persiguen fantasmas. Van vendidos, indefensos, saboteadas sus lanchas. La caza furtiva de la polluela se antoja una broma al lado de esta guerra sin cuartel.

Morante siguió hace años el hilo de su trayectoria vital, y adquirió el antiquísimo hierro de Pérez de la Concha en la Real Unión de Criadores de Toros de Lidia (RUCTL) por mediación de Fermín Bohórquez, que podía pujar por ser miembro de la ahora real institución. La primera becerra de su niñez venía herrada con ese fuego, la «a» minúscula envuelta en la «C» mayor. El hierro figura a nombre de la sociedad limitada Inversiones San Antonio 2023. Pedro J. Marques, que también forma parte de ella, se lo regaló finalmente, según cuenta a quien quiera escuchar. Para el inicio de su aventura ganadera se hicieron con veinticinco vacas y un semental de Alcurrucén. Pastan —o pastaban, mejor dicho— en su finca de las Cabezas, en Utrera, atávica cuna de ganaderías bravas. Les había echado un toro de El Capea y otro de Álvaro Núñez en la escarpada finca de la Malvaloca: «A ver qué sale». Pero, una vez acabada la temporada gloriosa de 2025, vendió todo. Tierras y ganado. Ya no hay sueño de perseguir toros con los ojos verdes como el poeta Villalón, los viejos toros de Tartessos, un mosaico de versos.

La vena romántica aflora en Morante de la Puebla por mil registros, la añoranza de sus principios. La carretera A-8050 une La Puebla del Río con La Venta del Cruce, donde antiguamente se juntaban jinetes, mayorales, ganaderos y toreros. Hoy paran cicloturistas a avituallarse. El maestro recuerda, desde este tiempo fugaz de retirada, sus primeras andanzas, en la finca San José, que fue propiedad de los inolvidables hermanos Peralta, Ángel y Rafael. Los Peralta pusieron La Puebla en el mapa, caballeros de honor, creadores de un nuevo rejoneo, centauros de la marisma. A la madre de José Antonio, Josefa Camacho, Pepi, ya saben, la habían operado de tiroides por aquel entonces en Sevilla capital, y su padre, Rafael, aprovechó la ausencia materna para llevarse al crío «con los tres o cuatro golfillos del pueblo que toreaban de noche». Eso que en el rico lenguaje taurino se llama «hacer la luna», furtivos de la bravura, maletillas con nocturnidad. Morante se arrima a las pandillas de torerillos que persiguen sueños hasta acorralarlos, sin un pedigrí taurino que los arrope, parias de esta tierra fértil para el arte.

«Eran, efectivamente, unos chiquillos de diez a doce años que se habían lanzado temerariamente a la aventura de Tablada llevando un verdadero capote de torero. No era extraordinario. La leyenda de nuestras andanzas por la dehesa durante la noche ya corría por Triana...», narraba Manuel Chaves Nogales por boca de Juan Belmonte en la considerada biblia del toreo: *Juan Belmonte, matador de toros.* El paralelismo, de nuevo, obliga. Otra vez el torero gallista que se explica por códigos belmontistas. A Chaves lo cuidamos como oro en paño aficionados con su Belmonte hasta el tardío descubrimiento de su figura como canal de «la tercera España», la que persiguieron rojos y fascistas.

La revista madrileña *Estampa* y el diario *La Nación* de Buenos Aires publicaron entre julio y diciembre de 1935 —después de su última reaparición de 1934 en Nimes— las veinticinco entregas de la serie folletinesca que se convirtió en biblia del belmontismo y en la cumbre de la literatura taurina. La percha literaria del Pasmo incrementó su leyenda cuando Chaves narraba las noches de Tablada y se impuso, durante décadas y décadas, a la figura de Joselito en la forma y fondo de transmitirse la historia del toreo. Posiblemente, Belmonte también hubiera sido Belmonte sin Chaves Nogales. Los belmontistas lo creemos desde una convicción inquebrantable contra viento y marea, contra razones fundadas lo contrario.

El niño José Antonio acudió a la llamada salvaje del instinto torero en aquellas aventuras de Tom Sawyer de la marisma. «Salimos dos o tres veces, pero sólo una toreé. Nos pegábamos a los que querían ser toreros para ver si nos orientábamos de algún tentadero». No había otra hoja de ruta para los desarrapados de la genealogía. ¿Su padre era muy aficionado? «A mi padre le gustaba mucho. Ni muy aficionado ni buen aficionado. No era de asistir a tertulias ni corridas. Su ilusión era que su hijo fuera torero. A Sevilla íbamos cuando toreaba alguien de La Puebla o de Coria, Manolito Corona o José Luis Peralta». Rafael Morante agitaba la pasión, inculcaba aficiones, enseñaba tradiciones a su hijo con repetición de martillo pilón. Es el gran agitador de las partículas toreras de la sangre de José Antonio, el despertar de la fuerza en quien nació torero. Cuando Pepi supo de su segundo embarazo, tras el de su primera hija, Rafael señaló, profético, el vientre abultado: «Ahí viene un torero».

Recuerda Morante con melancolía cuando su padre le cogía en brazos a las puertas de la plaza de toros de la Maestranza. «Yo me hacía el dormido para no tener que pagar dos entradas. Mi padre se inventaba que a mí no me gustaban los toros ni *ná* y a ver qué iba a hacer con el niño ahora en Sevilla, desde La Puebla que habían venido, le decía al portero. Y con esa milonga nos dejaban entrar. Ya cuando subía por la escalerilla a mí me daba mucha alegría por haber pasado, me bajaba y corría por el pasillo». Morante niño se adentraba en el templo que sería suyo con el transcurrir del tiempo. No quitaba ojo a lo que sucedía en el ruedo, a cada detalle que brotaba en el albero. El efecto hipnótico de la liturgia lo atrapaba. La liturgia que sería todo para el futuro guardián del rito.

Pepi certifica el relato con una memoria gigante y precisa. La intervención de tiroides que aprovecharon marido e hijo para escaparse a «hacer la luna», y los viajes a Sevilla para ver toros, y la devoción de José Antonio por Rafael, y la obsesión de Rafael con José Antonio. Pepi se refiere constantemente a su hijo como «mi niño». Vive en una casa enorme que construyó el maestro en la calle Huerta, en La Puebla del Río, una de las arterias del pueblo. La casa original de la familia, donde «nació» Morantito, en el número 16 de la calle Cervantes, en pleno barrio de El Poyetón, recuerda con una placa, desde 2022, a su ilustre habitante. Los vecinos quisieron fijar el sitio de su recreo, donde jugaba al toro, los lances primeros, con las dos rodillas por tierra, con su primo Juan Carlos, el pelirrojo, su fiel mozo de espadas, embistiendo con nobleza. Aquellos días despreocupados sembraron la leyenda. Morante de la Puebla se asoma a ellos con la nostalgia de quien volvería a empezar de nuevo, con un sentimiento de verdadera felicidad.

El otoño se ha metido de lleno en esta baja Andalucía, y de su infancia parece que ha pasado un siglo. Los ojos de la madre del genio, chicos y achinados, se mueven con vivacidad detrás de los cristales de las gafas, como si buscaran las palabras precisas que transcriban los recuerdos. «José Antonio, de pequeño, era un bebé muy lindo para mí. No lloraba nunca. Ni era caprichoso. Lo crie bien, bien. Yo me daba cuenta de que el niño todo lo relacionaba con un toro. Le daba algo en la cuna o el parque y se ponía, muuu, a embestir con las manos. No le echaba cuenta, ni le daba importancia. Ya con nueve meses me anduvo. Le voy a decir cómo y de qué manera».

El relato de Pepi, sentada en un cómodo sillón, vestida con un jersey granate y un pantalón beige, bajo las negras cabezas disecadas de los toros —un despampanante jandilla lidiado en Pamplona (1999) y un cuvillo toreado en Madrid (2007), una oreja por cabeza—, es una delicia que salta al pasado, a los primeros pasos del niño que soltó de sus manos hasta donde estaba su suegra, recorrió todo el comedor de una casita de campo que tenían a las afueras del pueblo y «hasta hoy»: Morante ya no paró de andar. Pendiente de aquella carrerita insegura sólo atinó a decir algo muy propio de las madres: «Ten cuidado, no te vayas a dar en la boquita».

José Antonio irradiaba alegría. Era un niño alegre —«más alegre que todas las cosas»—, y se reía —«lo más grande»— con una risa contagiosa. A los tres meses lo llevó Pepi al médico porque hacía unos ruiditos nasales en la cuna. Lo arregló «muy lindo, con un vestidito celeste y blanco». A los niños de finales de los setenta todavía se les arreglaba para visitar al médico, y se les peinaba, y se les echaba colonia en la cabeza. Morantito descubrió en la frente del doctor aquella lamparita de los pediatras, un reflector para revisar garganta, nariz y oído, y le dio por reír a carcajadas, a lágrima viva. «Las lagrimitas aquí», precisa Pepi señalándose las mejillas. El médico se levantó rápido, contagiado por la risa, y fue a llamar a las puertas de las otras consultas para que el resto del personal médico viera el espectáculo de aquel bebé riéndose. Luego, «le miró la gargantita» y diagnosticó un parte inocuo: «Me alegro de que el niño no tenga nada, pero si hubiera tenido alguna cosita para poder verlo otro día tampoco me habría importado».

Morante crecía feliz en esta tierra honesta y resistente. El pelo largo le confería un aire de príncipe de Beckelaer a su cara traviesa, con ese bucle que fomentaba Pepi al principio de los principios. Le gustaba bailar al niño. A ella también. ¿De dónde procede el goterón cuchichí, el golpe cuarterón, la cuota de ingenio y la pedrada de talento que gasta su hijo? «De nosotros, los Camacho. De mi hermana Encarna y de mí. ¡No me toques las palmas, que me conozco!», suelta de pronto en un arrebato muy gracioso. Rafael también desplegaba ingenio y simpatía. Pero perdurará la versión de Pepi. Siempre queda la versión del último en irse. «Éramos siete hermanos, y yo era la pequeña de los siete. Siempre salía a bailar la primera en bautizos, bodas y comuniones. Y todavía lo hago.

Las sevillanas las bailo todas diferentes, pero ahora no puedo dar la vuelta por culpa de las cervicales». La *señá* Camacho habla con chispa, como una ametralladora, con una admirable capacidad para arrastrar los recuerdos al presente. Vive rodeada de ellos. De infinitos trofeos, retratos y recortes de periódicos, carteles y vestidos de torear. Marcos y vitrinas los acogen; las cabezas de toros los vigilan. El inmenso piso superior guarda tesoros insondables, más vestidos de torear, reminiscencias del pasado. Un raído carretón a resguardo del mal tiempo y los descatalogados aparatos del gimnasio setentero de Rafael de Paula, «que ya ves tú cuánto los usaría Rafael». Que Paula tuviera un gimnasio es un hallazgo extraordinario. Sobre una chimenea palaciega, los premios Vicente Zabala que concede El Corte Inglés a la mejor faena de la Feria de Abril forman una hilera infinita como una perspectiva de años y glorias.

Una fotografía de Morante, apenas con cinco años, ya con el pelo corto, calzado sólo con un bañador azul de franja blanca en un lateral, desnudo el torso, dorado por el sol, refleja su precoz expresión, muy torera ya, en un desplante. La muleta en una mano, la ayuda simulada en otra, como saliendo del toro imaginario, un te doy así o ahí queda eso. Otras de aquel verano lejano profetizan la inspiración. La madre recorre el museo de su casa con orgullo, y bucea por las profundidades de cuarenta y seis años atrás. Le enseñó a nadar «con un añito». O sea, que Morante con tan sólo un año podría ser un niño superdotado para andar y nadar. «Y para hablar como usted y como yo». El propio maestro a veces duda de la versión apasionada de Pepi —«¡Mamá, con nueve meses no es posible!»—, y Pepi le responde que se lo pregunte al tito Juan.

José Antonio Morante Camacho vino al mundo el 2 de octubre de 1979 ya adelantado de capacidades. No parecía un recién nacido, a decir de su madre. Pepi distinguió entre todos los neonatos del nido a uno que, sonrosadito, la miraba «con los ojos muy abiertos». Desde la sala de reanimación —dio a luz con anestesia epidural—, ella se repetía que aquel niño tan lindo «no había nacido ahora», y el niño no paraba de mirarla «con los ojos de par en par y una mijita de pelo». El arte de Pepi para la narración también se sale de lo común. «Te digo que me miraba». No sabía que era el suyo, su niño. Pensaba que se trataba de un bebé «mayor» que esperaba unas pruebas médicas. Cuando pidió a la enfermera que trajese a su bebé a la habitación y apareció precisamente con el niño que la miraba, le entró «una alegría para arriba» inenarrable. «Ni soñándolo, ni soñándolo». Pesó tres kilos y setecientos gramos José Antonio Morante Camacho al nacer. Tan rosita la piel y con los ojos tan abiertos «de par en par» que sólo le faltaba hablar. Todo se andará, también, muy pronto.

Había una relación permanente con el toreo en todo lo que hacía José Antonio en la casa de la calle Cervantes, 16. Cuando no jugaba a asomarse detrás de una silla de enea como si fuera un burladero, pintaba en un folio una plaza de toros «llenita hasta arriba» como arte rupestre de un niño de cuatro años. A Pepi Camacho se le escapa una carcajada desde dentro mientras detalla el juego de la silla/burladero, un birlibirloque infantil, el cucutrás torero. «O se cogía un paño de cocina y toreaba como torea ahora». El niño se empapa del contenido taurino que emitía TVE, las retransmisiones de las corridas, cuando la televisión pública nacional todavía podía llamarse la televisión de todos. De los aficionados a los toros también. Antes del veto. Rafael Morante volvía tarde a casa de la arrocería Herba, en San Juan de Aznalfarache, donde se ganaba el pan. Un tipo honesto y abnegado, un incondicional de su familia.

El apellido Morante sonaba torero incluso antes de serlo en los carteles. Resulta curiosa la infinidad de condicionantes que han de cuadrar para ser torero. Tantas, que incluso el nombre cobra importancia. La sonoridad, la contundencia. No es lo mismo apellidarse Fernández o Hernández que Morante. Morante las tenía, la sonoridad, la contundencia y el poderío exacto en su apellido: Mo-ran-te. La rúbrica de La Puebla surgió de la mano de Leonardo Muñoz, el padre de Emilio Muñoz, su descubridor, un cazatalentos, zahorí de toreros. Muñoz, promotor de promesas, organizaba festejos menores por los pueblos en busca del oro de la cantera. Por todos esos pueblos toreó mucho José Antonio. Su mentor le llenó el pecho de medallas y la cabeza de consejos.

Una pregunta flota en el ambiente: ¿por qué bautizaron a Morante como José Antonio, pudiéndose llamar Rafael como su padre? «Mi suegro Antonio murió antes de que nos casáramos. Tuvimos primero una niña, pero a mí lo de Antoñita como que no me iba. Además, yo decía que cuando me casara y tuviese una niña le pondría María de las Nieves». Y así fue como Pepi bautizó a su primogénita. «La pena es que la llaman sólo Nieves». Pepi aspiraba a que la llamasen María de las Nieves por las calles de La Puebla. Quedó para su segundo hijo la opción de Antonio, por su difunto suegro, y la de José, por el propio padre de Pepi. Todo el hilo cobra cuerpo en las salidas a hombros apoteósicas, por la Puerta del Príncipe de Sevilla o la Grande de Madrid, cuando el gentío enardecido corea su nombre entero, el nombre del mito, con musicalidad falangista: «¡Jo-sean-to-nio Mo-ran-te-de-la-Pue-bla!».

Desde que José Antonio aprendió a andar, nadar y hablar a los nueve meses, según la palabra de Pepi, quería un traje de torero. «José Antonio, mi alma, ¿tú qué vas a pedir a los Reyes Magos?», preguntaba la madre. «Yo *ná*, un vestido de torero», contestaba el mocoso. «Eso no son Reyes, ¿tú para qué quieres eso?». «Para yo tenerlo». Y de tal modo se enredaban madre e hijo todas las Navidades. Cuando cumplió cinco años, le compró Pepi, que ni sabía que las medias de los toreros debían ser rosas, el ansiado traje rojo que conserva como una reliquia en una percha, el mismo que viste Morante en una fotografía de estudio enmarcada en plata. Un retrato como de primera comunión, la mirada limpia, el gesto de satisfacción. Morante volcaba todo su cariño con su madre. Cuenta Pepi que, con el tiempo, el chico se quedaba absorto con la rica decoración taurina del puesto de calentitos —churros de Despeñaperros para arriba, donde también se torea— que había cerca del Ayuntamiento de La Puebla: «Se pasaba las horas mirando las fotografías antiguas de toreros, y venga a mirar». Aquel hombre, el churrero, un día prestó a Morantito el delantal invitándole a torear de salón: «A ver cómo lo mueves». Quedó de inmediato maravillado por el arte innato del chaval y ejerció de adivino: «Tú haces eso delante del toro y se pone la gente a darse chocazos contra la pared». El augurio de que pondría las plazas a hervir, entre ollas de aceite ardiendo, se cumpliría con los años. Desde entonces el churrero, partidario irredento, lo siguió al campo y le orientaba de dónde había tentaderos en la zona cero del morantismo. Quién diría entonces que sería nombrado Hijo Predilecto de La Puebla.

Cuando Francisco Rivera «Paquirri» murió desangrado camino de Córdoba, corneado por Avispado en la plaza de Pozoblanco el 26 de septiembre de 1984, Morante encaraba su quinto cumpleaños. Comía en su casa sentado en la trona, con las piernecitas morenas colgando. Un vecino amigo con algo más de edad requirió su atención con la trágica noticia: «Anda, José Antonio, fíjate lo que le ha pasado a Paquirri. Y tú queriendo ser torero». Advertía de la dureza del camino, del riesgo final de los toreros. «Bueno y qué, pues si me mata un toro me voy al cielo con ellos». A su madre se le encogió el alma al escuchar la determinación con que su niño fijaba el sueño de ser torero. No parecía una de esas cosas de críos. «Me quedé muerta», entona Pepi con la voz entrecortada cuarenta años después. Escuchó a su pequeño con recelo. Ella, que ni sabía que los toreros vestían medias rosas, debía empezar a asumir su destino. Para el traje rojo de torear que conserva como el vestido de cuna de un faraón, pidió Morante unas medias. «Yo tengo muchas en el cajón», contestaba la madre, ignorante del color de las medias de los toreros. «¡Que deben ser rosas, mamá!».

Morante se desarrollaba físicamente al compás de su edad, y la muletita de los primeros escorzos al natural se le quedó pequeña. Se la había hecho la hermana de su primo Juan Carlos, el pelirrojo, su leal mozo de espadas, su inseparable compañero de juegos, el que hacía de toro con nobleza en la calle de atrás, donde había aparcado un Renault 4-L. Una tarde apareció, como por arte de magia, una tela roja enrollada en una de las humildes sillas de la cocina. Un par de metros de tela o así. Pepi preguntó a Nieves, María de las Nieves, sobre el origen de aquello, que no podía ser otro. «¿Esto lo has traído tú, José Antonio?». «Sí, porque la otra muleta ya me está chica y me va a hacer la prima otra más grande». Explicado el motivo de la misteriosa aparición de la tela roja, faltaba por resolver otro enigma: con qué dinero había comprado Morantito la tela. «Jamás le vi intención de cogerme la cartera», echa la vista atrás Pepi. La procedencia del capitalito se hacía inexplicable, salvo que lo explicara José Antonio. No había nada que ocultar: «Lo he comprado con el dinero que tú me das todos los días para comprarme el bocadillo en el colegio». Renunciaba Morante a tapar el gusanillo del hambre en los recreos para fabricar una nueva muleta, un mañana mejor para una familia humilde. La madre reaccionó con la ternura de las madres. Y también con esa parte irrenunciable de las madres de tener la última palabra: «Yo te hubiera comprado la tela más barata en el mercadillo, mi alma».

La primera vez que Pepi Camacho vio torear a su niño fue ya con motivo de la alternativa, el 29 de junio de 1997, en Burgos. Lo prometió el día que escuchó al chiquillo en una entrevista radiofónica contestar a la pregunta de a quién brindaría un toro: «Yo a mi madre, pero nunca se queda». La promesa —«si Dios le da la alternativa, me voy a verlo»— no cayó en el olvido. No se la concedió Dios, pero sí César Rincón (con Fernando Cepeda por testigo y toros de Juan Pedro Domecq). Pepi se había declarado completamente incapaz de ver a su niño en la plaza hasta esa fecha. Ni cuando le acompañaba para ayudarle a vestirse de torerillo en las becerradas que montaba Leonardo Muñoz por los pueblos. El muro del miedo se levantaba infranqueable. Cuando asistía a cualquier placita portátil, no sólo abandonaba su localidad, sino que además se tapaba los oídos en el espacio bajo de los tendidos de las placitas: «De tal forma me tapaba los oídos, tan fuerte, que es increíble que los tenga vivos… Me los tapaba porque si la banda de música paraba en seco de tocar el pasodoble con un golpe de tambor, ¡pon!, es que le había cogido el novillo». Ese corte trágico de la BSO de la gloria. No quería escucharla, ni ver la sangre de su Morante sobre la arena. Ese temor, metido dentro, hasta el tuétano, la inmovilizaba con su frío. Ni las quejas llorosas de su hijo ablandaban la costra del miedo. «Mamá, quédate para verme, que te voy a brindar el toro». «No, no, mi alma, se lo brindas a la gente de La Puebla». Alguien avisaba a Pepi cuando el niño concluía la faena. O ella misma lo adivinaba cuando sentía el último clamor. Y entonces volvía rápido al tendido, como una exhalación, y sacaba los pañuelos. En plural, sí. «Sacaba los dos, uno en cada mano, y los agitaba. Es que hacía trampas para que hubiera más petición», recalca con picardía de niña traviesa.

Los días de toros sufría mucho Pepi, inconsolable. «Las noches antes de torear me ponía *sentá* en la cama a llorar», recuerda Pepi. ¿Y rezaba? «No sé rezar. El Señor sabe que no sé. Apenas el padrenuestro y "¡Dios mío!, ¡Dios mío!, que no le pase *ná*". Mi marido entraba en la habitación a tranquilizarme. Pero yo tenía mucho miedo y no paraba. Últimamente también lo pasaba muy mal porque le veía muy arriesgado». Morante de la Puebla traspasaba la delgada línea roja de la tragedia una tarde sí y otra también en la temporada de 2025. Pepi conecta entonces de nuevo con sus fantasmas. No había vuelto a verlo en una plaza durante veintiocho años, desde la alternativa del 97, cuando Dios y Rincón se la concedieron. Pepi decidió volver a ver a su niño en la mañana del ya histórico 12 de octubre de 2025 en la Monumental de Las Ventas por ese instinto inexplicable de las madres. No sabía absolutamente nada de la retirada, como en algún momento se pudo sospechar por su presencia en la habitación 219 del hotel Wellington. No lo sabía nadie, en verdad. «Me lie a pensar. "¡Uy!, mi niño, allí solo, sin ninguno de nosotros, para *abrir* la estatua de Antoñete". La hija de mi sobrina vive en Madrid, y venía a La Puebla aquel fin de semana. Le dije que quería ir a ver el festival de José Antonio, pero que me daba recelo de ir sola en el AVE. Así que cogimos el tren juntas la noche anterior», pormenoriza en un relato detallista mientras cocina un pollo guisado.

Acudió al festival matinal reconectando con el pasado, con aquella tarde de Burgos de 1997, casi treinta años, ni más ni menos. Una vez concluido el homenaje a Antoñete, se fue a ver llegar a su niño al hotel Wellington, impecablemente vestido de corto, con su sombrero cordobés, contento por el éxito de la mañana, por el llenazo, por Curro y por César, por Chenel. Quedaban apenas tres horas para que Morante de la Puebla se vistiera con el imponente vestido malva y oro para su última tarde. Pepi desconocía la promesa de retirarse, las intenciones de su hijo: si salían bien las cosas se quitaría del toreo, «para que un día la salud vuelva a mi persona». Ella no pensaba acudir por la tarde de nuevo a Las Ventas. Y, de hecho, no asistió.

¿De verdad, Pepi, no sabía nada de su marcha? «Nooo. Verás. Nos quedamos en la habitación de mi niño a esperar a la corrida. El marido de mi sobrina puso en el móvil la retransmisión de Telemadrid, en silencio. Él hablaba conmigo. No se percató de la cogida o no me lo quiso contar. Lo desconozco. Luego, ya me avisó de las orejas, que le van a dar las orejas, Pepi. Le dije que encendiera la tele…». Entre la retransmisión del móvil y la emisión de la televisión había un desfase de tiempo, un retardo, así que cuando Pepi fija la mirada en la televisión un estremecimiento recorre su corazón: «Ya vi a mi niño llorando, con esa carita, tan de sentimiento. Y escucho al locutor decir que "a pesar de la voltereta y de cortarse la coleta va a salir a hombros". ¡Ay! Rompí a llorar a gritos. Menos mal que yo llevaba la pastilla de Tranxilium. Me tomé tres. Y pedí a mi sobrina que llamara al servicio de habitaciones para que me subieran una tila con urgencia. Lo que no quería era que él llegara a la habitación y me viera cómo estaba de agitada». Cuando la marabunta mecía a Morante por la Puerta Grande más triste del mundo, su madre se recomponía en la suite 219, a base de tila y Tranxilium, respirando hondo, puro amor. «Entró mi niño llorando y se abrazó a mí. Lo paré en seco: "Aquí no se llora, José Antonio. No llores, que lo importante es que tú estás aquí. Eso es lo más importante del mundo". La voltereta había sido tremenda para su edad y se lo decía por eso». La desazón inunda a Pepi, recompuesta y entera por fuera, deshecha por dentro. Asoman las lágrimas por debajo de la montura de sus gafas y empañan sus ojos. Le preocupa sobremanera el futuro inmediato de José Antonio, sin torear y frente al espejo de su enfermedad mental: «¡Ay, lo que lleva llorado mi niño!».

Sostiene Pepi que la muerte de su marido, en junio de 2022, en la temporada de las cien corridas, contribuyó al rebrote de la depresión de José Antonio. Intuición de madre, y eso es más que un diagnóstico psiquiátrico. Rafael Morante había sido el agitador de su vocación, el acompañante preciso en los pasos iniciáticos, los brazos que lo bajaron ante la primera becerra en la placita rectangular de Pérez de la Concha, los brazos que lo aupaban para colarse en la plaza de la Maestranza, el auspiciador del debut entre rifas y tómbolas para financiar el camino en un mundo ajeno. Rafael carecía de cualquier ascendencia en el mundo del toro. Morante se volcó cuando una enfermedad neurológica degenerativa avanzaba sin piedad. Pepi refresca conversaciones sobre aquel año 22 de las cien corridas de toros. «Tú, José Antonio, hijo, ¿por qué has hecho tantas corridas?». «Porque hay que darles de comer a los empresarios y los ganaderos». La vida de Rafael pendía de un delgadísimo hilo en el hospital Virgen del Rocío, en Sevilla. No hablaba desde hacía cuatro días con nadie. José Antonio entró en la habitación bromeando, pero ya no había tiempo para risas. «Ven aquí y dame un beso», fueron las últimas palabras que salieron de la boca de Rafael. De pronto, se agolparon todos los recuerdos en la cabeza del maestro. Las imágenes de su padre recorriendo de arriba abajo La Puebla para promocionar sus festejos, entre sorteos y loterías, hasta hacer un agujero en la suela del zapato; las excursiones con Pepi por los pueblos pegando carteles de las becerradas de Leonardo Muñoz y vendiendo entradas por donde tocase; la ilusión desbocada de padre y madre por el hijo que venía con un capote debajo del brazo. Rafael profetizó su destino señalando el vientre abultado de su mujer: «Ahí viene un torero». Cuando José Antonio regresó del entierro, agarró un retrato de su padre en la casa de la calle de La Huerta y se tiró al suelo abrazado a él: «Si llego a saber que le afectaría tanto, quito sus fotografías de en medio».

Pepi Camacho jamás imaginó que aquel niño, su niño, que desbordaba alegría, chispa y nervio, coñas y risas, tan divertido y propenso a disfrazarse, sufriría un trastorno psiquiátrico que lo sumiría en la más densa oscuridad. Fue una Nochebuena de principios de los años 2000. No quiere ni acordarse, pero se acuerda como si fuera hoy. Ella ya había preparado la mesa navideña engalanada en su casa de La Puebla del Río. «Llegó José Antonio y se echó en el sofá. "Mamá, estoy malo. No sé lo que tengo". Llamé a Domingo, el médico de pago que teníamos. Vino de Sevilla y le dio unas pastillas». El dolor se adueña del relato y la pena ahoga sus palabras. La expresión dicharachera de Pepi cambia drásticamente. Se tienta la ropa, el pecho, como si robaran su respiración. El sufrimiento de una madre que siente desmoronarse a su hijo «no se puede explicar». Ella ni salía de su domicilio «*enclavaíta* en casa», por si volvía que no se encontrara solo. A veces, José Anto-

nio regresaba a la casa de sus padres de improviso y se ponía a llorar sin consuelo en el sofá donde sintió el primer latigazo de la
enfermedad, aquella Nochebuena. «Qué tristeza más profunda no
sentirá. ¿Usted no ve ahora los ojos que tiene mi niño de tanto
llorar?».

6 de febrero de 2025
Las Ventas

Fue el 12 de octubre el último puerto de una travesía homérica que comenzó ocho meses antes, exactamente el 6 de febrero de 2025, en la gala de presentación de la Feria de San Isidro. José Antonio, como en la habitación 219 del hotel Wellington, también centra los focos, en esta ocasión del ruedo de la Monumental de Las Ventas, que se convertirá en el escenario central de su año. Cuando concluye el acto que conduce el popular Ramón García, Ramontxu, ocupa una esquina discreta, como asustado del bullicio. Viste una capa charra negra de forro rojo, una camisa blanca abotonada hasta el cuello, tan gallista y torera, y un traje gris marengo de botonadura cruzada. Su presencia es torera por naturaleza, con un aire a Luis Fuentes Bejarano por la capa —no paseaba por Sevilla, hacía el paseíllo, decían—, pero su expresión denota sufrimiento, tristeza, abotargamiento. El invierno está siendo muy duro con el tratamiento psiquiátrico a toda máquina, y una fragilidad de ánimo notoria. Lo ha desmenuzado días antes en una impactante entrevista en el *ABC* que firma Jesús Bayort. El vídeo estremece todavía, su recuerdo duele. La idea de la muerte a veces ronda al maestro como alivio ante el insoportable dolor interior, como salida de emergencia frente a la oscuridad:

> La genialidad está cerquita de la locura. El arte nace de la mente, y mi mente ha sufrido muchos trastornos que quizá han podido forjar una personalidad aún mayor. He pensado en la muerte como alivio, pero no me lo puedo permitir. No me puedo

permitir esos pensamientos [...]. Vengo de una familia humilde, sin recursos económicos. Me ha preocupado siempre mucho que viva de una manera desahogada, y me he responsabilizado de eso.

Morante arrastra las palabras, las piensa con lentitud y las suelta como piedras que caen con violencia sobre el estado de ánimo del lector. La interviú llega a ser claustrofóbica por momentos.

No pudo concluir la temporada 2024 y, a 6 de febrero de 2025, en semejante situación, se antoja imposible que pueda empezar la siguiente. Queda un mes para la Feria de Olivenza, plaza cerrada para su reaparición. Sus ojos apenas contienen las lágrimas cuando confiesa con angustia que ha perdido la memoria, un borrado trágico para un artista. ¿Qué es un artista sin sus obras, su legado, su memoria? Un museo vacío, la condena de la inmediatez. Cada trazo sería un comienzo absoluto, sin recuerdos de sus grandes obras. Los electrochoques del agresivo tratamiento, en plena ofensiva contra la enfermedad mental, han dinamitado su capacidad memorística, el impuesto revolucionario para la sanación. O, al menos, para la estabilidad de la depresión. No encuentra consuelo ni en los abrazos de quienes le rodean en esta fría noche de Madrid.

Los meses de enero y febrero de 2025 transcurren entre terapias en Lisboa, algunos viajes por Europa por prescripción facultativa y los espaciados tentaderos en la finca portuguesa de Álvaro Núñez. Cuando en una escapada a Castilla acude a la ganadería de Garcigrande que dirige Justo Hernández, en pleno campo salmantino, no recuerda ni siquiera haber cortado el rabo de Sevilla, en 2023, el hito más trascendente de su carrera. Increíble.

Morante ha llegado tarde a la gala con Pedro J. Marques, su enfermero y su diván, su emisario y su apoderado, el exorcista de la tristeza, según toque. La presencia del maestro confiere altura al evento. Es la única figura del toreo presente, por increíble que parezca. Las figuras son así. El torero más grande, el más roto por dentro, hace un esfuerzo por estar en el acto social más importante del año para la tauromaquia. Existe un sentido de la responsabilidad en él. La Feria de San Isidro ve la luz con una proyección extraordinaria. Victoria Federica es la imagen de San Isidro 2025, una apuesta arriesgada que lo fía todo al soberbio impacto mediático que obtiene a costa de la jibarización del espectro ideológico y social de la tauromaquia. Un peaje a pagar por la atrevida campaña de marketing.

El nombre de Morante de la Puebla se anuncia en dos carteles, los días 28 de mayo y 8 de junio, la Corrida de la Prensa y la Corrida de Beneficencia, respectivamente. Dos corridas extraordinarias. Verdaderamente lo serán. El equipo de comunicación que comanda Carlos Ruiz Villasuso en Plaza 1, la empresa venteña que preside Rafael García Garrido, viste de largo la presentación de los carteles de las ferias de San Isidro como acontecimientos sociales. El «Todo Madrid» se da cita en torno a la tauromaquia. Buscan acomodo a José Antonio, que ha llegado tarde, en primera fila. Sus compañeros le hacen un hueco.

La Puebla del Río ha celebrado unos días antes los encierros de San Sebastián que el maestro organiza y cuida hasta el mínimo detalle. Ya han cobrado fama y cuerpo de tradición. Las novilladas sin caballos, también. El propio Garrido, gestor de Las Ventas, bajó a la fiesta de José Antonio. Y también Ramón Valencia, gerente todavía de la Maestranza. El 18 de enero Morante concentra en su rincón de la marisma a los poderes máximos del mundo del toro. Giran como satélites alrededor del rey sol. Sevilla y Madrid se convertirán en los escenarios trascendentales de una temporada antológica. Siete tardes se anuncia en sus plazas: seis quedan para los anales de la historia del toreo. Seis y el natural portentoso de San Miguel, el natural más hermoso de la tierra, un espejo del sobrenatural de Nazaré.

Transcurre el evento de la Gala de San Isidro entre anuncios, premios y discursos. Figura entre los galardonados el cineasta catalán Albert Serra —Premio Nacional de Tauromaquia y también de El Mundo—, que ha filmado un prodigio con la película documental *Tardes de soledad*, protagonizada por Roca Rey, reconocida con la Concha de Oro de San Sebastián y en todos los festivales internacionales donde se presenta. Muestra la fiesta brava con toda su crudeza, no esconde su violencia atávica, la exhibe sin el celofán del arte. La película resulta estratosférica; el discurso del catalán, también. En el coloquio de la premier del castizo cine

Doré, un antitaurino preguntó a bocajarro sobre si hubiera incluido la muerte del torero, en el caso de haber sobrevenido, del mismo modo que trata la del toro. Serra respondió sin fisuras: «Ah, que usted es de esos que ponen al animal y al hombre en el mismo plano. Eso es inmoral». Definitivo. «Comparar una cosa con la otra me parece tan estúpido que resulta ridículo. Tenemos un deber, una ética, un pudor. El respeto por la persona humana que muere va ligado a toda una tradición judeocristiana. Es la razón de ser de nuestra existencia. Esto implica un estar en el mundo y un compromiso ético que los animales no tienen. La fiesta de los toros, en el sentido pulcro y definitivo del término, es pudorosa por definición. Lo que se hace allí es un ritual íntimo, no es sensacionalista». Albert quiere conocer a Morante, el sumo sacerdote de ese «ritual íntimo» de los toros que le fascina. Encarna el rito como nadie. Y en ese rincón a la derecha del escenario, sobre el ruedo de Las Ventas, se encuentran los dos genios. Al torero se le escapa en algún momento una sonrisa por alguna fisura de su ánimo trémulo. Serra gasta un humor afilado, el humor que define y destila inteligencia. José Antonio lo descodifica rápido.

Una de las cosas sorprendentes de la evolución personal de Morante es la cercanía con la gente, el trato afable, grato, incluso tierno. No sólo con una personalidad de la cultura como Albert Serra, sino con el tipo que se acerca a por su selfi. Como agente de sí mismo es impagable. Ninguno de los llamados jefes de comunicación que pululan por el mundo del toro —algunos podrían anunciarse como de incomunicación— haría una campaña de semejante penetración social como la que despliega el maestro en 2025. Carece de redes y, por supuesto, de agenda de medios. Roca Rey ha excusado su presencia en la gala isidril —deja colgado incluso un premio como triunfador de la temporada 2024 en Madrid que le iba a entregar Isabel Díaz Ayuso— con el argumento, que nadie cree, de que ha perdido el avión desde México. Lo que verdaderamente empezará a perder en 2025, sin darse cuenta, es la batalla de la calle, encastillado en un elitismo contraproducente. Muta, sin pretenderlo, en antagonista de Morante, el polo opuesto. Su potente irrupción de hace diez años como una estrella del rock pierde fuelle por su mala gestión. Las ínfulas de *rock and roll star* molaban, pero su entorno las confunde con mucha tontería, caprichos de camerino y pésima planificación. El tipo que más conectaba con los públicos y los jóvenes en la última década renuncia motu proprio a la iniciativa y al liderato. Torear menos para ganar más. Pisar menos el suelo, la realidad. Un error severo, una estrategia nefasta. Lo acusará Roca, que se dará cuenta tarde. La juventud comienza a voltear su mirada hacia el morantismo como si captase su autenticidad, y vira su visión hacia su clasicismo hasta proclamar ídolo a Morante.

Que torea como nadie, mejor que todos y más despacio y cerca que ninguno. Que nace como icono popular de la cultura.

Que subraya con todas las consecuencias la singularidad del anacronismo de ser torero en pleno siglo XXI.

Que se deja tocar sin esconderse.

Allí, sobre el ruedo venteño de la gala isidril, el torero cigarrero atiende a unos periodistas en agraz de alguna emisora de radio local. O puede que de algún pódcast de los cientos que existen. O quizá de alguna cuenta de TikTok o canal de YouTube. Le graban con el móvil mientras contesta. No se niega a ninguna pregunta por poco que le apetezca. Fuerza otra sonrisa de ánimo flaco. La procesión va por dentro como un río de agua negra. Cuando apenas falta un mes para su reaparición en Olivenza, el 8 de marzo, sólo hay incertidumbre y lágrimas en sus ojos desesperanzados.

La estrategia sin plan de la generosidad

El planteamiento de la temporada, esa estrategia sin plan, o con el único plan de torear en todas partes y con todos, ha cambiado respecto a la idea inicial de arrancar directamente el Domingo de Resurrección en Sevilla. La opción se valoraba por caer en fecha tardía dentro del calendario religioso y, por tanto, contaba con más tiempo para prepararse. Pero reaparecer en la Maestranza suponía un trago duro después de tantos meses sin torear, una presión añadida sin rodaje. Por eso se anuncia antes en una retahíla de pueblos: una puesta a punto, el termómetro de sus facultades, un ensayo contra la herrumbre de la inactividad. Marques sabe, además, que José Antonio necesita ocupar la mente, entrenar, torear. El intento de salir directamente en Sevilla se probó en 2023 y el efecto psicológico fue contraproducente: la noche anterior se convirtió en un infierno de ansiedad desbocada. Entre diferentes claves y circunstancias, independientemente de la visión expansionista —gallista en el sentido de José— y la responsabilidad asumida, no es el primer año en que la temporada acaba siendo más amplia de lo que sería conveniente.

Los empresarios presionan por necesidad, ambición o dependencia. José Antonio se porta bien, no aprieta hasta donde podría. Es generoso al máximo para la fuerza que atesora. Podría apretar hasta exprimir por completo su categoría. O hacerlo hasta la asfixia. Algunos empresarios se aprovechan, siempre pasa. No hay más estrategia por parte de Morante que torear. Y lo hace con todos y en todas partes. No existe la palabra «veto» en su diccionario. En el fondo, si se escarba, es un modus operandi antiguo, de figura del toreo de antes, de taurino viejo. A veces sin medirse, cierto. Un tanto caótico —gallista en el sentido de Rafael—, sin saber decir «no» a nadie. Morante se erige en sustento de un tejido industrial de plazas menores, de los pequeños organizadores: «Habrá que dar de comer a los empresarios y a los ganaderos».

El año de las cien corridas —llegó a firmar 116 tardes—, el insólito año 2022 con el que homenajea a Joselito, el Gallo, Morante alcanza lo inaudito: una regularidad artística insólita en los toreros de su estirpe. Pero el esfuerzo pasa una exigente factura física y psíquica. El fallecimiento de su padre añade un gravamen emocional. MdlP se ha convertido, sorprendentemente, tras un cuarto de siglo de alternativa, en reclamo imprescindible para los públicos. Durante un tiempo se dijo que Morante, por su enfermedad, donde se encontraba bien era en la cara del toro. Pero llega un momento durante los años 2023 y 2024 en el que tampoco. Las secuelas físicas del tratamiento, los efectos secundarios —firma en el 24 su más triste Feria de Abril de la última década— hacen que la receta no funcione. Lo que no funciona en realidad es el tratamiento. El punto de equilibrio se hace dificilísimo. ¿Hasta dónde anunciarse tan seguido beneficia y hasta dónde acarrea un desgaste inasumible? Corta la campaña definitivamente tras la Feria de San Antolín, en Palencia, el 31 de agosto de 2024, con una ansiedad que lo desencaja. Las lágrimas de José Antonio se confunden con la lluvia de la tormenta que azota la plaza Campos Góticos. La búsqueda de la solución médica se hace agónica, una prioridad vital como el aire que respira. ¿Qué hacer ante la temporada de 2025? Agitados todos los ingredientes en un cóctel —el compromiso con la tauromaquia, la estrategia sin plan de la generosidad y la necesidad terapéutica de torear—, la respuesta es sabida: otra vez una campaña sin tregua. Morante lanza la moneda.

La lluvia obligó a posponer la cita de la reaparición en Olivenza y, finalmente, a suspenderla. Ganaría veinte días hasta el regreso definitivo el 29 de marzo en Almendralejo, 210 días después de haber cortado la temporada de 2024. Cuelga el primer «No hay billetes» del año. La toma de contacto con el público desemboca en un triunfo y también en una bronca. Cara y cruz. La trascendencia de su enfermedad no amortigua los enfados. No genera condescendencia ni fomenta la generosidad. Tipos sin escrúpulos sostienen crueles teorías sobre la explotación emocional de la enfermedad. Esa tarde extremeña de Almendralejo es el arranque de un año para la historia. Morante se afianza por los pueblos antes de abordar el puerto mayor, Sevilla.

Entre el 6 de febrero, en la Gala de San Isidro en Las Ventas, y el 12 de octubre de 2025, en el mismo escenario, se desarrolla una temporada contra la lógica, la física y la química. La sucesión de acontecimientos toca cotas inalcanzables del arte desde los terrenos del miedo. El compromiso de Morante supera todos los límites imaginables. Es el toreo imposible. Desde la pandemia no ha parado de crecer como artista, pero en este año 25 del siglo XXI hace saltar por los aires las fronteras. Transgrede las líneas rojas con una entrega absoluta, late en él una pulsión que asusta, que bordea la inmolación, como si todo diera igual. Como si después no hubiese nada. Torea tan despacio como siempre, pero se pasa los toros más cerca que nunca. La reunión con la embestida reduce su natural embroque, ese que convierte a los públicos en ebrios mortales de un arte inmortal.

Obra el milagro del año 2025 un hombre que se levanta de un tratamiento de dieciocho electrochoques y convive con una grave enfermedad, un trastorno disociativo, una depresión profunda. Conviene colocar el foco ahí. No sólo en lo que logra Morante, sino desde dónde lo hace. El valor del MdlP torero viaja parejo a su valor como hombre para afrontar el delicado asunto de la salud mental y hablar de su quebradiza cabeza sin ambages. Hacerlo en el mundo normal supone ya una valentía descomunal; hacerlo en un mundo tan cerrado como el del toro es una heroicidad. Es un mundo con unos valores que ya no se encuentran en la sociedad —disciplina, sacrificio, superación, compañerismo, respeto—.

Viaja con un pastillero azul para sostenerse sobre el alambre de la fragilidad. El ejercicio de superación no se calibra en su debida dimensión. En cualquier otra disciplina cultural o deportiva, la exaltación del sujeto sólo por haber vuelto a los ruedos ocuparía planas enteras. No haría falta entrar en la concatenación de triunfos. Cuando la atleta estadounidense Simone Biles regresó en 2023 a la competición, tras tres años de retiro para priorizar su salud mental, fue tomada como ejemplo en todos los medios. Biles ganó de nuevo en su especialidad de viga de equilibrio. Una viga de equilibrio no es un toro.

Las cuatro antologías de Sevilla

La relación de Morante y Sevilla, o de Morante con la empresa Pagés [capitaneada por Ramón Valencia hasta noviembre de 2025], se afianza y crece a partir de los duros años del COVID-19, cuando el maestro toma las riendas de su carrera y de la fiesta. No siempre fue así de fluido y amable el trato. La ruptura de la exclusiva con Eduardo Canorea —año 2000—, a la muerte de su padre Diodoro, y la crisis del G-5 —año 2015—, por los derechos de imagen de la televisión, constituyen dos momentos críticos en la relación con Pagés. Los tiempos han cambiado. Eduardo se quitó de la circulación al cumplir los sesenta y cinco años, y quedó su cuñado Ramón al frente de la gestión. Morante regresa a la Maestranza como el resto de las figuras en 2016. Su nombre se restablece en Sevilla, y vertebra el abono maestrante con seis tardes durante los años 2022 y 2023 como regreso de la normalidad pospandémica. El torero de La Puebla y el empresario Valencia establecen como una tradición almorzar un arroz con pato como para diseñar la temporada sevillana y fijar la contratación. Valencia manifiesta y argumenta sus prioridades ya en el 22 con claridad meridiana: «Al margen de Sevilla, creo que tanto este año como el anterior lo que se ha echado a la espalda es la temporada de España. Ya ha pasado de las cien corridas de toros firmadas. Su responsabilidad va más allá de la Maestranza. Y además está abriendo plazas. Él ha sido un reclamo para reactivar esos pueblos, y en torno a su figura se hacen grandes carteles». Repite el mismo esquema para 2023 con cuatro tardes en abril —Domingo de Resurrección incluido— y dos en la Feria de San Miguel, pero los problemas de salud emergen de nuevo y no alcanza la última corrida septembrina. Reduce a «sólo» cinco citas su presencia en Sevilla en el durísimo 2024, entre idas y venidas. Pese al triste abril del 24, Ramón Valencia sabe que sin Morante la temporada sevillana se desmorona. Apuesta de nuevo por él para 2025. Otra vez cinco corridas con toda la incertidumbre encima de un invierno desolador.

El calendario religioso retrasó mucho la cita del Domingo de Resurrección. Hasta el 20 de abril no arranca la temporada en la plaza de la Maestranza. Había una expectación máxima por su regreso, viga maestra del abono. Era la primera de las cuatro tardes de Morante en esta feria de abril que se metía en mayo. Venía el maestro sintiéndose bien por los pueblos previos, buenas vibraciones. Resurrección suele contar con un mal bajío peculiar. Rara vez pasan cosas. No embisten los toros ni suceden los triunfos. Allí estaba Morante, comprometido con su plaza.

La relación de Morante de la Puebla con Sevilla, esta vez con la afición, siempre se ha dado bajo una capa de frialdad, una exigencia sorda. Durante los años en que debía ser más fructífero el vínculo, el corazón de la Maestranza lo ocupan Manuel Jesús, el Cid, y José María Manzanares. Suena raro, inexplicable con la perspectiva del tiempo. No disfruta Morante del cariño en la calle de Curro Romero al ser señalado como su heredero en el año de su adiós (2000). Es un cambio de ciclo complejo por un cúmulo de circunstancias: el fallecimiento de don Diodoro, la despedida silente de Curro, la cornada de Morante, la caída estrepitosa del cartel de San Miguel de Romero, Manzanares y el mismo José Antonio —«Tunante de la Puebla y los bandoleros de ilusiones…»—, los primeros síntomas de la enfermedad mental, años nómadas de apoderamientos… Sevilla y Morante no se entienden todo lo bien que deberían.

Cuando conquista el hito del rabo el 26 de abril de 2023 —segunda Puerta del Príncipe de su trayectoria desde 1999— parece que quedan saldadas todas las deudas pendientes. De Sevilla con Morante. Pero en esta corrida de Resurrección de 2025, aun con la máxima expectación, se repite la indiferencia, la falta de porosidad hacia un torero inigualable. «¿Qué más queréis?», se escucha en un momento de la faena por la boca del genio, impecable toda la tarde, muy por encima de sus toros. La gente va a verlo, pero no sabe verlo, tiene escrito con acierto Bayort. Ocurre mucho, demasiadas veces. Un par de series de naturales bien trazados, jugados los vuelos, acompañados por su excelente facilidad, no encontraron el eco esperado. Quizá porque a la bondadosa embestida le faltaba el último aliento, la entrega final. Nada en la cuenta del torero, que no entendía la frialdad. Nada nuevo. Así que se arrebató, muy Paula, enfrontilado, la pierna de dentro retrasada, que no escondida, y subió la tanda a una dimensión telúrica, arrastrada ahora la muleta y el embroque en el corazón. Cuando vació el pase de pecho en un adoquín, se descaró con la banda de música, tan callada e inexplicablemente silente. Quiso seguir el maestro entre esbozos al natural, apurando el fondo exangüe del animal. Rebelado frente a la incomprensión.

La banda de música del maestro Tejera tampoco ha sido ajena a veleidades y actitudes caprichosas con Morante, o contra Morante, muy presta a tocar la música a otros toreros. A Morante le habrán regalado los oídos un porcentaje ínfimo de veces con el capote para las que merecía, siendo como es el mejor intérprete de la verónica de todos los tiempos. Se queja esa misma tarde el genio cigarrero en los micrófonos de una radio de la falta de pasión del público maestrante, todavía contagiado del ensimismamiento con el que se contempla un paso de Semana Santa. Nada nuevo para con MdlP. Las teorías de torero consentido de Sevilla y Madrid se caen por su propio peso. Burdos bulos de mentes que no cesan en su afán por hacer el ridículo.

Entre el 20 de abril y el 1 de mayo, su segunda tarde en Sevilla, apenas distan once días, pero la Maestranza responde como debe a Morante, desencadenado de duendes. Desde que suelta el capote a una mano y torea con el compás de su pecho. Su voracidad ante Juan Ortega y Pablo Aguado fue implacable: «Morante de la Puebla se proclamó en la Maestranza papa del toreo, reventando este cónclave de Sevilla de presuntos herederos. Obró el milagro del arte, el más gallardo, arrebatado y hermoso, y enloqueció a la Maestranza, de nuevo. Dios bendiga la lucidez de su cabeza y la pureza de su corazón. Un invierno de oscuridad y 18 electrochoques después, paseaba dos orejas entre gritos espasmódicos de "¡Jo-sean-to-nio Mo-ran-te-de-la-Pue-bla!", como aquel bíblico 26 de abril de 2023 rabo en mano. Y se volvió a sentar en el trono que decían que ya no era suyo. Y lloró como un niño con todo el sufrimiento roto a sus pies».

Realmente sus cuatro tardes sevillanas se erigen como cuatro antologías. De 2024 a 2025 había pasado de su más triste abril, tan mermado por todos los flancos, a la más explosiva de las primaveras. No hubo Puerta del Príncipe, y sin embargo queda como el amo absoluto de la feria. Cada tarde manda un par de toreros al andamio o a por tabaco. A todo el que torea a su lado lo abrasa. Da igual por el palo que toquen. Si vienen por el palo del valor o vienen por el palo del arte. La norma es que vengan por el abundante palo de la vulgaridad. Premiaron los diferentes jurados al arrojado David de Miranda como triunfador, que sí descerrajó la Puerta del Príncipe, pero el dominio por tierra, mar y aire del morantismo —todas las mejores faenas, todo el más puro toreo a la verónica— se hacía irrebatible en este abril que se hundió en mayo. La última tarde sevillana, con el vestido que dicen del Jesús del Gran Poder, un nazareno y azabache impactante, eleva una majestuosa danza como principio de faena a un toro de Garcigrande que desemboca en un pase milagroso: toda la torería de Morante que brota sobre las puntillas en ese prólogo en movimiento sucede a una rítmica velocidad. Pero, de pronto, al soltar la mano izquierda, la película varía drásticamente los fotogramas por segundo, la escena pasa a cámara superlenta. El tiempo se reduce en su muñeca, la embestida aminora su ímpetu, las dos plantas de las zapatillas se hunden en la tierra y la plaza de la Maestranza se vuelca como despedida a su esplendorosa primavera.

El viaje periodístico a su refugio de la finca Malvaloca, por entonces aún de su propiedad, después de la proclamación papal del 1 de mayo, descubre a un Morante tremendamente concienciado pero también doliente con su quiebra memorística: «Es muy triste. A veces lo hablo con Pedro, que además de mi apoderado es mi enfermero, y le digo: "No te das cuenta de que un torero sin memoria es como un álbum sin fotos". Es muy difícil de entender. No hay más remedio que conformarse […] Hay faenas que no existen para mí. Otras sí. O por fotografías. O por algún momento especial. Por algún instante en este caso imborrable. De la mayoría no hay rastro. Me alegro mucho de que a Alvarito [Núñez] le ilusione la idea». La idea es la de reconstruir su memoria a través de los ojos de los otros. De mis ojos.

El día transcurre plomizo, entreverado de lluvias. No parece 4 de mayo. El asunto de fondo, el misterio, habita en cómo se reactivan los secretos del toreo en él si esa parte del cerebro que conserva su tauromaquia como un tesoro se ha resentido por el tratamiento. El genio lo aclara con palabras esperanzadoras. «Por lo menos no se me ha olvidado torear, ya es una suerte. Muchas veces echo mano de los libros o de los archivos que guardo en el teléfono para certificar de forma más segura lo que puede ser una idea liviana». De los códigos de la bravura tampoco hay quiebra, «es innato». MdlP, además de todo, es un conocedor preclaro del toro.

Aquel viaje a la finca de la Malvaloca concluye con el anuncio en primicia de hacerle un monumento a Antonio Chenel, Antoñete, y un deseo ante la inminente Feria de San Isidro 2025:

—Que cumpla el sueño de la Puerta Grande, maestro.

—Ojalá. Como aquellas de Antoñete. Madrid es tan grandiosa…

San Isidro
El amo de Madrid

La Feria de San Isidro 2025 arranca el 9 de mayo, fecha de la última tarde de Morante en Sevilla. Hasta Madrid suben los ecos de lo que sucede en la plaza de la Maestranza. Hoy en día la tauromaquia encuentra en las redes sociales un escaparate directo. Los vídeos de aficionados se cuelgan al instante, una retransmisión en directo. La «danza» de Morante en su última tarde sevillana recorre los teléfonos móviles de todos los aficionados que desde Las Ventas siguen con un ojo lo que allí acontece, y con otro, el éxito desmedido de Alejandro Talavante. Existe la sensación de que la afición madrileña se muestra más receptiva que la sevillana al toreo morantista, pero no deja de ser una sensación. La Puerta Grande la ha franqueado José Antonio en una única ocasión antes de que se inicie San Isidro 2025, y fue como novillero en un festival benéfico allá por el año 1996. Demasiadas tardes se ha quedado en el umbral de la gloria. Otras muchas prevaleció la leyenda veraz de la mala suerte de Morante en los sorteos. Y alguna que otra primó la impotencia o la desgana. La última faena que aconteció con fondo de gran triunfo databa del año 2022, del 1 de junio, en la Corrida de Beneficencia. Aunó la excelencia y la abundancia con un toro melocotón de Alcurrucén, un apogeo artístico increíblemente sostenido a lo largo y ancho de una frondosa obra. Fue la faena más deslumbrante de la isidrada de ese año, pero la estocada, ejecutada a carta cabal, se hundió trasera y suelta, sin muerte. Necesitó de dos golpes de descabello, y esto, una suerte de matarifes, desgraciadamente suele penalizar el arte. El caso es que el público no pidió la segunda oreja cegado por la maldita cruceta, condenando el inmenso fondo de una obra para enmarcar.

La cita de San Isidro 2025 es tardía, el 28 de mayo, en la tradicional Corrida de la Prensa. Supone su regreso a Madrid, pues en 2024, el complicado año de las idas y venidas, no pudo cumplir con su último compromiso en la Corrida de Beneficencia. Las cuatro antologías sevillanas impulsan la ilusión de su vuelta. Es más, cinco días antes corta un rabo a un toro de Álvaro Núñez —premiado con la vuelta al ruedo en el arrastre— en la plaza de Jerez. No quiere decir nada. A veces la conspicua afición venteña se pone en guardia si los vientos del sur suben triunfantes. Sucedió en la feria de 2023, cuando Morante de la Puebla afrontaba sus compromisos con la aureola del hito del rabo de Sevilla. Una rabia sorda, un rasca rasca amargo, «no vaya a cortar un rabo», radiografió al sector guardián de las esencias de la plaza «más importante del mundo». Madrid levantado como dique del supuesto triunfalismo, el «no pasarán» de quienes confunden exigencia con intransigencia. Según con quién.

La Asociación de la Prensa de Madrid (APM) dedica a Morante el cartel de su tradicional corrida con una pintura de Alfonso Rey. Cumple el festejo 125 años, y el torero de La Puebla del Río es la estrella. De tal modo que cuelga temprano el cartel de «no hay billetes» como segundo festejo de todo el ciclo en hacerlo. Roca Rey lo había hecho unos días antes. La expectación desborda todas las previsiones, y el maestro responde a ella cuajando la faena más excelsa, el toreo más puro y macizo de toda la feria. Es esférica la faena, la más honda y redonda de todas las de su fértil y apoteósico paso por Madrid en la temporada, incluidas las apoteosis del 8 de junio y el histórico 12 de octubre. Un prodigio desde que arma un alboroto con el capote, de esos que dejan huella, sólo jugando los brazos, clavado el torero, como si no avanzara, en el espacio que ocupa el pedestal de su escultura. Un monumento a la verónica. Morante la mece como nadie. No es sólo la belleza y su compás. Es el poderío del lance. El valor para sacarse el toro de encima sin desplazarlo, todo lo que necesita para cuajar tantísimos toros con el capote. Alcanza la insólita regularidad en el arte de la verónica. La faena raya a la misma altura, clarísima de dos orejas. Otra vez el descabello juega una mala pasada. Un presidente ignorante escupe sobre la historia viva del toreo. Ni siquiera concede la oreja solicitada por mayoría abrumadora. La pide el público con atronadora fuerza, pero tampoco existe la sensación de que hayan percibido todo su calado, el sentido histórico de lo acontecido. Una oreja habría significado la primera vuelta a la llave de la ansiada Puerta Grande, y una motivación para el siguiente toro. No existe después de renunciar a la vuelta al ruedo y, además, el toro no embiste. MdlP, tocado en el ánimo —lo presagia su imagen sentado en el estribo, por dentro de la barrera, fumando con cierto halo de derrota—, no se da coba y sale con la espada de verdad. Acaba pronto con la vaina de un golletazo tenaz.

La semilla de la deuda con el maestro prende en la conciencia de Madrid ante el nuevo compromiso del 8 de junio, en la Corrida de la Beneficencia, la corrida de la onírica montera azul y el duende verde del genio desatado. Cuando la plaza de Las Ventas se pondrá, por fin, a la altura histórica del maestro. Nunca es tarde. Otro reventón en la taquilla, una faena formidable y otra inventada de la nada: cuatro naturales con un toro malo bajan del cielo como de otra galaxia. Una oreja que pudieron ser dos y otra que compensa una estocada fea y las deudas pendientes. La procesión de Morante atraviesa la Puerta Grande con una pasión loca, febril. Lo quieren pasear a hombros por toda la calle de Alcalá hasta el Wellington, pero la Policía Nacional lo impide con una contundencia desproporcionada. La concentración de partidarios a las puertas del hotel provoca que el maestro salga al balcón con su batín cobrizo de Rubinacci, bese la bandera de España y los bendiga como el papa del toreo que es. La calle de Velázquez como la plaza de San Pedro, *urbi et orbi*. La escena volverá a repetirse cuatro meses después, cuando alcance octubre.

La Feria de San Isidro acaba el 15 de junio con la triunfal Corrida In Memoriam de Victorino Martín, el ganadero del pueblo, creador de un encaste. Borja Jiménez y Victorino (hijo, claro) sellan una de las cumbres de la temporada en Madrid, pero la isidrada, la plaza, el año entero, el corazón de Las Ventas es de Morante. Justo el día después, el 16 de junio, se sienta el maestro triunfante en el despacho de Rafael García Garrido, capitán general de Plaza 1, a perfilar la Feria de Otoño, el ya mítico 12 de octubre. No nace como queda luego. El festival homenaje a Chenel ocupa la cabeza de quien se ha erigido en el amo de Madrid. Ya ha hablado con toreros, apalabrado, más o menos, el cartel. «Le digo que encantado, pero no hay fechas para el festival. Quiero que toree en el abono de Otoño, que para mí es lo importante, y se lo ofrezco», cuenta Garrido. La feria otoñal y la temporada madrileña concluyen el Día de la Hispanidad, que cae en domingo. El fin de semana siguiente ya hay otros eventos en la plaza, una máquina, que ocupa el ruedo con la carpa acristalada bajo la que se desarrolla la programación musical de Live Las Ventas, una serie de conciertos invernales. La plaza de Madrid se ha convertido en el tercer espacio de grandes eventos en la capital tras el Bernabéu —de capa caída con las cancelaciones por el ruido— y el Metropolitano. Superior al fértil Movistar Arena, Wizink Center hasta hace nada. Garrido propone que el festival de Antoñete inaugure la temporada de 2026 en Madrid. Morante no lo ve por ningún lado, lo quiere ya, en octubre. Como si presintiera que en marzo no iba a estar. «Entonces, un día, en una de las muchas llamadas que intercambiamos, ya cerrada su presencia en la Corrida de la Hispanidad, se me ocurre ofrecerle el día 12 por la mañana, a sabiendas de que es una locura, pensando que me mandaría a tomar por saco. Aluciné con la respuesta: "Me viene muy bien para soltar las piernas"».

Las entradas de la Corrida de la Hispanidad se agotan en la misma noche de su puesta a la venta en una hora, de madrugada. Y a la mañana siguiente se acaban los boletos del festival. Increíble el tirón de público, la gente que arrastra. La fuerza que trae el maestro en la taquilla dota su bolsa de una cifra mayúscula como corresponde a su máxima categoría. Pedro sí aprieta en Madrid y Garrido sabe que puede apretar: acuerdan 500.000 euros, una pica en Flandes. Otoño íntegro se sostiene sobre los hombros de Morante, su motor económico. El abono de la feria ha roto el techo de los 19.000 espectadores —19.428 exactamente—, una vez que el Centro de Asuntos Taurinos quita el tope histórico de los

18.000. La plaza de toros de Madrid convoca a más de 46.000 espectadores al reclamo del nombre de Morante de la Puebla en una sola jornada, y con la televisión presente en el acontecimiento de la tarde.

Su atractivo rebasa todos los pronósticos. La empresa esperaba que el festival fuese bien de asistencia, pero no esta respuesta arrasadora. MdlP va a hacer un paseíllo a las doce del mediodía y otro a las seis de la tarde del 12 de octubre. Como si la responsabilidad de Madrid no pesara, cuando la realidad es que mata. No esperaban en la empresa el reventón en la taquilla en el doblete, «una buena entrada en la matinal sí, pero no ese pelotazo». Existían en Plaza 1 algunas dudas por motivos más allá de los meramente taurinos: a la misma hora del festival se celebraba en Madrid el desfile militar del 12-O. Incluso esa misma coincidencia hace que la Comunidad de Madrid dude sobre la idoneidad de la fecha y baraje adelantar el festival al día 11. Pero el morantismo forma un ejército invencible.

Telemadrid dispara sus datos de audiencia: la corrida registra 356.000 espectadores únicos y un 8,7 por ciento de audiencia. El minuto de oro se produce a las 19.36 de la tarde, la hora del lamento, el momento en el que Morante de la Puebla se quita el añadido, con 130.000 personas y una cuota de pantalla del 13,5 por ciento. Las televisiones de Castilla-La Mancha y Valencia, À Punt, también se suman a la retransmisión. España entera tiembla.

Rafael García Garrido confiesa que ofreció, como opción primera para celebrar la Hispanidad, la corrida de Victorino Martín: «Y no le disgustó la propuesta a Morante». Pero aún no se había cerrado el festival en la mañana, y cuando se fija «ya iba a ser mucha tela». Los victorinos exigen piernas y Morante reconoce al empresario que le faltan. El puzle se completa con la ganadería de Garcigrande, y el maestro admite con generosidad los ofrecimientos de Garrido para completar la terna: la despedida de Fernando Robleño, admirado torero de Madrid curtido en mil batallas con hierros de pedernal —Robleño no hubiera estado nunca en ese cartel sin el beneplácito de José Antonio, que piensa en principio, confundido, que ya se ha despedido en San Isidro con las corridas de Dolores y Adolfo—, y la confirmación de alternativa de un desconocido como Sergio Rodríguez, ganador de la Copa Chenel 2025 de la Fundación Toro de Lidia y la Comunidad de Madrid. Tira Morante con todo hacia delante, asumiendo la responsabilidad total.

Roca Rey había desistido de comparecer en Otoño hace algún tiempo, pero cuando se entera de la apuesta de Morante quiere entrar, según cuenta Rafael García Garrido. Ya no interesa en este momento. Al astro peruano se le perfila en el horizonte un cierre de campaña en Illescas (Toledo), el 18 de octubre, en el invento aplazado de la Corrida de la Juventud. Afortunadamente, corta la temporada antes de alcanzar semejante engendro y se replantea su futuro con un cambio de apoderamiento. El maestro, por su parte, asume un final de año deslumbrante, el 12 de octubre. Diseña el cartel del festival con la premisa de que sean toreros retirados, a excepción del novillero, que acaba siendo, en un giro de guion, la novillera Olga Casado. Lo demás forma parte de la historia, una mañana memorable, una tarde inolvidable: «Toda la temporada de Madrid queda opacada bajo la luz de Morante».

La relación de Garrido y Morante adquiere en aquellos instantes cierta intimidad, confianza. El CEO de Travel Live, conglomerado de empresas de turismo y ocio que engloba a Plaza 1, Live las Ventas, Nautalia, Nautalia Espacios 360 y un largo etcétera, comanda los destinos de las plazas de toros de Madrid y Valencia y aspira a más —Zaragoza como próximo objetivo— en una estrategia de ambiciosa expansión. La plaza de toros de la Maestranza figuraba entre los cosos codiciados como el más apetecible manjar. Sondea a Morante de la Puebla en una reunión en el hotel Wellington sobre la posibilidad de presentarse juntos. «Yo entendía que la empresa de la plaza de toros de Madrid no debía ir sola y necesitaba asociarme con alguna personalidad de Sevilla, siempre a expensas de lo que pase con Ramón Valencia, cuyo futuro se encontraba en manos de los maestrantes. Tanto Morante como yo fuimos muy respetuosos», explica el empresario madrileño. Garrido sembró durante un tiempo ilusiones en la mente fabulosa e imaginativa de Morante, capaz de haber cerrado un círculo insondable, atando de nuevo los cabos de Gallito y Belmonte, los sueños monumentales de José allí donde Juan asentó sus dominios, en la Maestranza. Las optimistas previsiones del CEO chocarán, sin embargo, con las intenciones del real cuerpo de maestrantes, que vistieron el muñeco de la concesión con varias entrevistas de supuesto sondeo a Carlos Zúñiga hijo y Alberto García. Como si lo tuvieran todo por decidir —la decisión de José María Garzón estaba tomada— o le fueran a entregar la plaza a uno de Valladolid. Ni siquiera se sientan con el potente grupo de José María Pacheco Guardiola, Fermín e Iván Bohórquez y Miguel Báez, Litri, quienes se reservaron demasiado una carta de compromiso de Movistar Plus para volver con su televisión de pago, una oferta audiovisual de cuatro millones y medio de euros y un proyecto económicamente poderoso como contrapeso de su corta experiencia en la plaza de Marbella. Garzón es ya empresario *in pectore*, el secreto mejor guardado de la historia del toreo. Y eso no lo moverá nadie.

La fluida relación entre Morante de la Puebla y Rafael García Garrido cortocircuita poco a poco por varios deslices del empresario. Desagrada al maestro que, mientras sostiene todo el atractivo de la Feria de Otoño a pulso, Garrido ofrezca al «ausente» Roca Rey, todavía en septiembre, tres tardes en las Fallas de Valencia de 2026. Una desconsideración, piensa. Cuando pasa la exitosa doble jornada del 12 de octubre —no hay billetes por la mañana y por la tarde—, el distanciamiento personal se amplía. Las cuentas, el balance económico, los números del festival de Antoñete no se presentan oficialmente, ni siquiera se le muestran al maestro de forma privada como acto de mera cortesía. Y, para colmo, Morante se encuentra por sorpresa con su imagen en la portada de dos libros de fotografías conmemorativos de la histórica fecha que protagonizó de principio a fin en la doble jornada de la Hispanidad, editados y comercializados por Plaza 1. Ni una comunicación, ni un aviso, ni un gesto. Ni siquiera el amago de pedir permiso. Sale el pack de libros a ochenta y cinco euros de venta al público. No es el dinero, es el respeto. «¿Qué hago? ¿Me callo o le insulto?», manifiesta el maestro medio en broma, pero ofendido muy en serio. Sospecha además que, mientras duró su candidatura conjunta por la Maestranza, antes de que todo se desvaneciera, el presidente de Plaza 1, que ha llevado Las Ventas a máximos, también se había aproximado a otros candidatos. A últimas, le contraría el uso gratuito de su nombre a estas tempranas alturas —a 12 de diciembre de 2025— en el titular de una entrevista que concede Garrido al diario *ABC*: «No descarto que Morante toree en Las Ventas en 2026», declara Garrido cuando la relación toca su momento más frío y distante. Todavía coleará el asunto.

Coinciden empresario y torero el 28 de enero de 2026 en el Estadio da Luz, en Lisboa, durante el partido de la Champions entre el Benfica y el Real Madrid (4-2). Prevalece la cordialidad aparente en el encuentro —pelillos a la mar—, reflejada en una fotografía que Rafael García Garrido sube a su cuenta de Instagram con una leyenda en la misma línea del titular periodístico: «Reencuentro con el maestro Morante en el Estadio da Luz. Perdimos en Lisboa… Pero todo es posible en la temporada». Ya es tarde para la feria de San Isidro 2026. Por eso lo dice. A Pedro J. Marques no le hace gracia el uso de la instantánea en Instagram —Garrido jura que no fue iniciativa suya y que contaba con su permiso, cosa que no descuadra—. Le hará todavía menos gracia al mentor la agitación dirigida desde diferentes medios sobre el supuesto regreso de Morante a Madrid —«No hay nada», sostiene— conforme se acerca la fecha de presentación de San Isidro 2026. Cancela su presencia en la gala porque no quiere entrar en el juego sugerido: «Deja las puertas abiertas», le susurran. Una filtración apunta que «se baraja la opción de una corrida especial para el domingo 21 de junio»; otros dan por hecho un nuevo 12 de octubre y, por si fuera poco, un festival. El apoderado del maestro sale al paso en el *ABC de Sevilla*, a través de su director, para cortar las especulaciones: «Por el respeto superior que tiene Morante por Madrid, y después de lo que pasó allí el 12 de octubre, hay que esperar para volver», declara Pedro. Y agradece a Rafael García Garrido, empresario de Plaza 1, «su interés en contar con José Antonio». Detrás de la diplomacia, hierve el malestar. Morante es el amo de Madrid por todo lo que ocurrió en 2025, por la gloria conquistada, por aquel temblor inesperado del 12 de octubre, y, precisamente por eso, se puede permitir ignorar las presiones, medir el termómetro ambiental de un corazón partido y volver sólo cuando deba. Que será cuando quiera.

La enfermedad y la ciencia

El sol inocuo del invierno entra por la ventana del recoleto despacho de Inés López-Ibor en la Universidad Complutense de Madrid. Su apellido concentra la historia de la psiquiatría en España. Es hija del profesor Juan José López-Ibor, catedrático de Psiquiatría de la Complutense como ella, y nieta del psiquiatra del mismo nombre. Eminencias nacionales, referencias mundiales. La clínica homónima, la López-Ibor, funcionó durante décadas como la más prestigiosa de su ramo. Siguió Inés los pasos familiares con reconocimiento en la profesión, como la autoridad que es. Su voz templada define la enfermedad de José Antonio Morante de la Puebla con precisión de bisturí, los síntomas oscuros, los efectos del tratamiento, la heroicidad del genio.

El trastorno disociativo —«No es de la personalidad como se apostilla a veces», matiza— arranca a la persona de su realidad y la deja suspendida, como si mirara la vida desde fuera. Su catalogación se encuentra entre los trastornos de ansiedad: «El enfermo se siente fuera de lo que está sucediendo». Los episodios disociativos atacan en periodos breves, pero muy intensos. Pueden alterar la conducta, el sujeto no recuerda lo que ha hecho. «No es fácil de diagnosticar porque se confunde con ataques intensísimos de pánico». ¿Suele ir ligado a la depresión? «Sí. Muchos de estos trastornos tienen trastornos depresivos comórbidos. O sea, primero puedes tener una depresión y luego cuadros disociativos. O cuadros disociativos, depresión y otros trastornos». El mundo se vuelve extraño en esa desrealización, una niebla lo envuelve.

Morante camina por esa frontera desde hace más de veinte años. Su diagnóstico llegó en los años 2000 tras la cornada de Sevilla. Desde entonces, desde el viaje iniciático a la psiquiatría, en Miami, en 2004, terapias y fármacos han sido compañeros inseparables. Los electrochoques —la terapia electroconvulsiva en palabras científicas— se encontraron de nuevo con el torero a principios de 2025, veinte años después de someterse a ellos en Estados Unidos. «Es una terapia a la que recurrimos para cuadros muy resistentes. Ahora entendemos mejor las bases fisiopatológicas que hace años gracias a las técnicas de imagen. La terapia electroconvulsiva provoca descargas en unas neuronas relacionadas con la amígdala o las áreas afectadas. Los fármacos no llegan a esas zonas tan profundas del cerebro, y es necesario recurrir a ellas. La descarga eléctrica resetea el área. Es parecido a cuando se sufre un paro cardiaco y es necesario revertirlo con desfibriladores. Las neuronas y los miocitos al final transmiten impulsos eléctricos en el cerebro y en el corazón», pormenoriza la doctora López-Ibor. Describe la fotografía del cerebro de José Antonio recorrido por una tormenta eléctrica. Antañazo se practicaba en vivo, sin dormir al paciente, y hoy, ya desde hace muchos años, se realiza bajo anestesia, con precisión y seguridad. El enfermo no siente nada; en minutos, todo ha pasado. Como un tratamiento ambulatorio. La catedrática de Psiquiatría de la Universidad Complutense asegura que la memoria se recupera, que la técnica electroconvulsiva «ya no se practica de modo bilateral, sino unilateralmente» en áreas próximas a donde habitan los recuerdos, en el filo de la galaxia de la memoria.

El tratamiento de los electrochoques compagina la química de los fármacos. Que buscan equilibrar neurotransmisores: serotonina, dopamina, noradrenalina. Son los hilos invisibles que sostienen el ánimo. «Los nuevos fármacos regulan varios neurotransmisores a la vez». Pero ¿cómo alteran la percepción del mundo, de la vida, de la realidad, incluso del riesgo en el caso de Morante? «Existen los efectos secundarios tras el objetivo principal de restablecer la normalidad del circuito cerebral. Algunos pacientes describen una cierta anestesia afectiva —las áreas del dolor psíquico y físico se asemejan—. Todo les da un poco igual y a lo mejor el riesgo no lo perciben del mismo modo». El cuerpo suele acusar los efectos de las pastillas: aumento de peso, retención de líquidos, lentitud. Efectos secundarios de la química que persigue devolver al paciente a la tierra. Morante encontró en el hecho de fumar un anclaje a la realidad: el tacto, el aroma, la sensación tangible de estar aquí. La doctora explica que, al contrario de algunas creencias, «el cuerpo precede al cerebro; primero sentimos, luego interpretamos. Es un proceso invertido: la sensación es de abajo arriba, del cuerpo a la cabeza y no al revés. A través de esas pequeñas sensaciones el paciente puede identificar mejor las emociones de los demás. Hay trabajos que lo demuestran».

El sufrimiento insoportable en el enfermo depresivo, como confesó Morante, hace que piense en el suicidio como alivio. La depresión profunda afecta a los sentimientos vitales además de a los sentimientos del ánimo. Toca el sentido de la vida. De ahí el peligro del suicidio: «No por deseo de morir, sino por ansia de dejar de sufrir. Un diez por ciento de las depresiones son resistentes y profundas. Y cuando la esperanza se extingue, la vida se vuelve insoportable. Es la pérdida de la esperanza, y si uno no espera nada… El llanto permanente que en ocasiones ha contado el torero de La Puebla, la sensación de no estar bien en el propio cuerpo, supone una frustración insuperable. La persona depresiva es consciente de lo que le pasa, pero no puede salir de ahí, "no es que no quiera". Es un verdadero drama». Suele acompañarse de un nombre que suena casi poético, como el nombre de una planta venenosa: la anhedonia. La palabra esconde la incapacidad absoluta de disfrutar de las cosas. El sistema de recompensas desaparece por completo. La oscuridad devora el mundo, apaga la luz por dentro. El vacío se instala como un okupa permanente, resistente al desahucio.

Los tratamientos prolongados pueden perder eficacia, lo que se llama efecto placebo; entonces se recurre a estrategias nuevas: cambiar fármacos, combinar terapias, «aplicar electrochoques o estimulación magnética transcraneal, menos invasiva pero también menos potente». O sea, lo que sucede en Morante de la Puebla, que ha recurrido a todo, incluso en su desesperación a vías paramédicas. ¿Existe cura o cronifica la enfermedad? «No entiendo bien todavía qué es curar o a qué llamamos curar. Se puede llevar una vida normal, aliviar los síntomas. ¿Eso es curar? Que uno tenga una enfermedad crónica no quiere decir que esté crónicamente enfermo. Dentro de unos años algunas enfermedades mentales se curarán. Pasará como con el cáncer».

En este contexto clínico, la tauromaquia aparece como tabla de salvación para Morante. Que confiesa que sólo ante el toro se siente vivo. La vocación es pasión, arrastre, sentido. Nadie se pone delante de un toro sin una fuerza interior que lo empuje. Y esa fuerza, en su caso, ha vencido a la enfermedad. «Tiene un mérito bárbaro luchar contra una enfermedad grave, muy complicada, en una profesión que es dificilísima. Uno debe estar muy preparado y con una mente muy clara y lo que tiene enfermo precisamente es la muerte. A mí me recuerda un poco, sin ser su historia, a John Nash, que ganó el Premio Nobel de Economía (1994) con una esquizofrenia que dañaba su mente, y esto sucede también de algún modo en Morante». La química del tratamiento aplaca los síntomas, altera las percepciones, «pero no da valor, sino todo lo contrario. Sólo el hecho de no tirar la toalla con una enfermedad grave como una depresión resistente encierra mucho mérito. La gran mayoría de las personas con una enfermedad mental así ni siquiera trabaja». El arte y el genio, enclavados en el espíritu, sobrevivieron a la oscuridad en 2025. La mente puede quebrarse, el espíritu no.

—¿Sabe, doctora, que Morante matizó el mismo 12 de octubre por la noche el suceso de cortarse la coleta con un «me la he quitado, no me la he cortado»?

—Eso demuestra inteligencia porque es dejarse una puerta abierta a la esperanza.

Pamplona
Ídolo de San Fermín

La relación de Morante con Pamplona es guadianesca. La pandemia supone un punto de inflexión, también en esto. En la frontera de que el virus COVID-19 colapse el mundo, en el mes de enero de 2020, manifiesta su deseo de regresar a la Feria de San Fermín. No lo hace desde 2013. Su toreo se sitúa en las antípodas del bullicioso concepto festivalero de la plaza, pero no es el ruido lo que condiciona al torero cigarrero. «A mí me gustaría regresar. En Pamplona sale un toro muy difícil para hacer el toreo bueno, el toreo clásico. Es difícil reunirse con un toro tan destartalado. Como decía el Gallo: "no es miedo, es desproporción"», declara por entonces.

Ernest Hemingway relata lo siguiente en su *Fiesta* (*The Sun Also Rises*), la obra que universalizó los Sanfermines: «El primer toro fue para Belmonte. Belmonte era muy bueno. Pero como cobraba treinta mil pesetas y la gente había hecho cola toda la noche para comprar las entradas y poder verlo, la multitud exigía que fuese más que muy bueno. La gran atracción de Belmonte es lo cerca del toro que trabaja». José Antonio piensa que «trabajar» cerca con un toro destartalado es llevarle la contraria a las leyes de la física y, sobre todo, del arte. El toro de San Fermín no cabe en la muleta. De un tiempo a esta parte, la búsqueda de las hechuras en el equipo de la Casa de Misericordia —Miguel Criado padre e hijo, los herederos del inolvidado El Potra— ha reconducido de algún modo la situación de «desproporción» del toro de Pamplona hacia las hechuras sin restarle seriedad a sus caras y su presencia.

Por el estruendoso ambiente pamplonica no habría trabas, pues, para Morante. Pamplona es el eslabón más alto en la concepción del toreo como una fiesta. Además, a Morante le fascina la cultura popular, el pueblo en contacto con el toro, el mundo de las capeas, la fuerza del encierro. Lo que detesta son las escuelas de tauromaquia; él es un autodidacta. Organiza en La Puebla los encierros de San Sebastián, como ya se ha contado, en el último tramo de enero, y las novilladas sin picadores. Sorprendió con su presencia en las fiestas de 2025 el presidente de la Junta de Andalucía, Juanma Moreno, dándoles un boato de oficialidad. El maestro le regaló un vestido de torear «en agradecimiento por su apoyo a la tauromaquia»; y Moreno anunció que lo colocaría en lugar preferente en el palacio de San Telmo. Morante, que está en todo con una inteligencia natural proverbial, también le brindará un toro en esa misma feria de Sevilla en la que debutan las cámaras de Canal Sur con tres festejos.

Los pañuelos al cuello de las fiestas de San Sebastián recuerdan a los de San Fermín, pese a que incluyan el azul junto al rojo. Así como el escudo del Osasuna. La relación con Pamplona apunta a restablecerse en 2020. Pero la temporada salta por los aires, volatilizada por la pandemia. El mundo del toro se paraliza en la UVI de los moribundos. En la temporada 2021 reabren ciertas plazas con los aforos reducidos —y el sostén imprescindible de Canal Toros, de Movistar Plus—, según las diferentes normativas de las comunidades autónomas. Pero aún no se reactivan los Sanfermines, secuestrados por el temor a la masa, al jolgorio descontrolado, al contagio desbocado.

MdlP se revela en 2021 como el gran agitador necesario, imprescindible, vital para un sector en estado comatoso. Su compromiso con la tauromaquia adquiere rasgos expansionistas. El compromiso con su toreo también crece. La idea gallista se desata en su cabeza. Apuesta por la diversidad de encastes, por ayudar donde es necesario, por implicarse. Idear, pensar y zarandear el inmovilismo habitual. Y, además, lo hace desde donde su venerado Gallito actúa, desde su desprendida concepción del negocio taurino y la luz interior que enamora a Morante: «Sus acciones eran todo honestidad y corazón», dice de José.

La temporada del 21 acaba con Morante a la cabeza del escalafón. Lidera el año numérica y moralmente. El Ministerio de Cultura, en manos del socialista catalán Miguel Iceta —otros vendrán que buenos os harán—, antecesor del cancelador comunista Ernesto Urtasun, reconoce su apuesta, sus logros y su concepto con el Premio Nacional de Tauromaquia: «Su compromiso con la tauromaquia en un momento especialmente difícil tras la crisis provocada por el COVID-19, en la que el diestro, asumiendo su responsabilidad como primera figura del toreo, ha diversificado sus actuaciones, apostando por la variedad de encastes [miuras, santacolomas, núñez, veraguas], liderando el escalafón en una temporada en la que ha desarrollado faenas memorables». Destaca también el jurado «la singular personalidad creativa de un artista que recrea y renueva el toreo clásico para el público actual». ¿Y qué relaciona todo esto con Pamplona? Morante dona la dotación del Nacional de Tauromaquia —treinta mil euros— a la Casa de Misericordia de la ciudad navarra, asfixiada económicamente sin su feria durante dos temporadas consecutivas. Es en este punto exacto donde la relación de Morante de la Puebla con los Sanfermines hace clic, cuando el maestro pone el foco en la Casa de Misericordia pamplonesa «que tan gran labor social hace y que tanto ha sufrido en estos dos años por no haber podido celebrar su Feria del Toro, que ayuda a los más necesitados». Sorprende su generosidad, el giro de guion, otra vez la inteligencia. La última tarde que Morante de la Puebla se anuncia en los carteles de los Sanfermines es en 2013. A Ignacio Cía, tantos años en la espera, tan morantista, alma de la Casa de Misericordia, le hubiera hecho feliz. La salud no le alcanza para el regreso de su torero. Cía solía enviar felicitaciones navideñas con acuarelas de verónicas de Morante que pintaba con su delicado trazo y el pulso de la sensibilidad.

Morante vuelve definitivamente a Pamplona en los Sanfermines de 2022, cuando su monumental plaza de toros celebra su centenario. La plaza —antes de su ampliación en 1967— es gemela de la Monumental de Sevilla que proyecta Joselito, el Gallo, en 1918. Todos los caminos se cruzan, todo suma y todo siembra. El maestro de La Puebla del Río, pendiente de todos los detalles, ilusionado por ellos, se encarga en la sastrería de Justo Algaba un traje especial para la ocasión que homenajea con sus colores las fiestas pamplonesas. La chaquetilla roja con los bordados en hilo blanco, la taleguilla blanca como el uniforme sanferminero, el fajín rojo también, el chaleco innegociable en oro. Elige para vestirse el Gran Hotel La Perla, en plena plaza del Castillo, un clásico, un cinco estrellas. Allí durmió Manuel Rodríguez, Manolete, en su último San Fermín, el 10 de julio de 1947. La corrida conmemorativa del centenario de la plaza reúne un cartel estelar con Pablo Hermoso de Mendoza, Julián López, el Juli, Andrés Roca Rey y Morante de la Puebla, claro. La tarde es triunfal. Salen a hombros todos menos Morante, que se ha entretenido en hacer el toreo con mayúsculas, lo más caro del glorioso centenariazo. Sale andando para marcar la diferencia. Cuando llega a La Perla, regala al Gran Hotel el histórico vestido rojiblanco. Otro gesto que siembra cariño. Rafael Moreno, propietario del establecimiento, lo arma en la silla en la que se sentó Ernest Hemingway hace un siglo como corresponsal del *Toronto Star*, lo protege con una urna de cristal y lo expone en el vestíbulo del hotel como si fuera la Sábana Santa. El vestido de Morante esconde una dedicatoria en el costado interno izquierdo de la chaquetilla: «Para el Gran Hotel La Perla, por tanto cariño en tan poco tiempo. Agradecimiento, Morante». Rafael le responde: «Aquí estará para que Pamplona conozca lo que has hecho por ella y te empiece a querer».

Regresa Morante en 2023 a la misma habitación 601 del Gran Hotel La Perla que ocupa en 2022, dedicada a la infanta Isabel, por cierto. Pero ya hay algo que no va bien en su cabeza. Morante ha eslabonado varios percances en Badajoz y Vila Franca de Xira (Portugal) y se ha perdido los compromisos de Alicante, Teruel y Estepona. Una muñeca dañada, también el costado, perjudican su salud física. La oscuridad, el vacío, la tristeza minan su interior. El 26 de abril, en Sevilla, cuando se encarama en lo más alto de la historia con el rabo de Ligerito, «ya no estaba bien». El mal rebrota afilado, desembridado del tratamiento, perfilando la recaída en su enfermedad mental. Deja cosas, apuntes no más, sobre el ruedo de Pamplona, con el sello de su torería y distinción. El capote se escapa de su mano, sin fuerza, lesionada. El trastorno mental se desboca en la temporada de 2024.

No llega a la corrida firmada en San Fermín porque se ha visto obligado a interrumpir la temporada justo antes de la Corrida de Beneficencia de Madrid. Queda Pamplona añorante, nostálgica de Morante.

La reaparición en los Sanfermines de 2025 viene con el impulso de la nostalgia y, sobre todo, con fuerza sideral del año antológico. Ya ha rendido la primera Puerta Grande de su carrera en la Monumental de Las Ventas el 8 de junio. ¿Y por qué no puede suceder lo mismo con la de Pamplona, infranqueable durante su carrera? El tratamiento del invierno en Portugal funciona, vaya si funciona. El año toma velocidad, potencia de ciclón. Traspasa todas las líneas, tumba los muros. «Si tengo suerte y salgo a hombros, me quedo de fiesta hasta el "Pobre de mí"», avisa en el digital *Noticias de Navarra* veinticuatro horas antes de la cita del 9 de julio. Flota en el ambiente el runrún de las tardes especiales. Morante ya se ha hecho dueño del clímax sanferminero. Las hazañas de la temporada multiplican el tsunami.

Todo el mundo habla del genio a la entrada de la plaza. Torea con Roca Rey en su feudo, pero todas las miradas se centran en José Antonio. Es un síntoma, un diagnóstico. Morante brinda a Eugenio Salinas, motor de la Comisión Taurina de la Casa de Misericordia junto a Josemari Marco. Otro guiño de su inteligencia emocional. Se empeña en buscar la suerte y la encuentra, exponiendo lo suyo, en los toros de Álvaro Núñez. Que cumple con bien en su debut en Pamplona. Cuando se supo de su presentación en la Feria del Toro, Morante le dijo: «Ya te puedes llamar ganadero». Cobra dos espadazos con una autoridad de estoqueador depurado, sorprendentemente seguro, de perfecto estilo. Hace suyo el insuperable hacer de Rafael Ortega a través del estudio de vídeos. Su capacidad de absorción de la historia del toreo y la capacidad de valor hacen el resto. Rinde la primera puerta grande de Pamplona de su carrera, la que llaman Puerta del Encierro. La masa lo mece, lo agita, se lo apropia y lo quiere llevar a hombros hasta el Gran Hotel La Perla. Desde el balcón de su habitación, brinda con la marea de partidarios que se concentra en la plaza del Castillo. Los bendice. La imagen ya se ha dado en Madrid. Y volverá a repetirse en otoño. Acaba de saberse que toreará el 12 de octubre.

Morante tarda en abandonar la habitación 601 para salir a cenar. Se conforma con un hueco de pie en la barra del restaurante La Botica. No se esconde de nadie. Atiende a todo el que reclama una fotografía. Es posible que media Pamplona tenga ya un selfi con Morante. Lidia airoso y con arte al pelma que nunca falla: «Foto sí, discursito no». Acaba en el incombustible Kabiya, a las mil de la noche, frente a la puerta del encierro donde horas antes fue su procesión. Pamplona brinca toda la madrugada hasta el chupinazo de los corrales de Santo Domingo. El maestro y Pedro se asoman al balcón de su habitación en el Gran Hotel La Perla, que da a la calle de la Estafeta, por donde la manada galopa a la velocidad del rayo. Un visto y no visto.

A mediodía, con la resaca del triunfo, la visita a sus amigos de la Casa de Misericordia, en la plaza de toros, a la hora del aperitivo, en el cuarto que Pepe Teruel bautizó como «el cuarto de la sangre». Las cosas de Pepe, el castizo torero de Embajadores exiliado en Corella. Pañuelico rojo al cuello, habano en mano, impecablemente vestido de blanco, inmaculado el pantalón y con algunas suaves rayas azul pastel la camisa. Pisa la calle rebosante, reparte sonrisas entre la masa sanferminera, se mimetiza con la bulla. El sentido del humor siempre adorna al torero, y gasta coñas cuando encajan. La gran noticia es la alegría. Está exultante. Come en el restaurante La Olla, clásico entre los clásicos de la gastronomía pamplonesa, en pleno centro. Saluda en la terraza a todo el que se acerca, se retrata con el equipo de camareros y se fuma un puro como un pachá. Asiste a la corrida de la tarde en un burladero de callejón. Corea la plaza «La chica yeyé» y todo el repertorio que arranca con Barricada. Centra Morante las miradas y Emilio de Justo le brinda un toro. Pamplona le adora. Es el nuevo ídolo de San Fermín.

El viaje y la cornada
Las cuarenta y ocho horas que sacudieron el toreo

El fin de semana del 9 y 10 de agosto, entre El Puerto de Santa María y Pontevedra, sacude el toreo como un terremoto. Eslabona las cuarenta y ocho horas más trepidantes de la temporada. A Morante de la Puebla no le hace falta un antagonista para explicarse, pero, de pronto, desde la Feria de Santander, quizá antes, Roca Rey emerge como tal. No había pasado hasta entonces. Chocan inesperadamente los dos gallos del corral. Ocurre una alteración de papeles en la concepción y desarrollo del curso taurino: Roca renuncia voluntariamente al liderato que Morante asume. El maestro de lo antiguo se aleja del elitismo que siempre le produjo rechazo y se convierte en un personaje popular, incardinado en la cultura de la calle, frecuente en los medios de comunicación, tangible. Atrapa a la juventud, también a la desbocada de Pamplona, con el imán de su personalidad. Logra que los jóvenes volteen su mirada hacia lo clásico. Subraya el anacronismo de ser torero en el siglo XXI, el hecho único de su torería. Hace tres o cuatro años las nuevas generaciones fijaron como ídolo al astro peruano, el torero más taquillero de la década con una capacidad soberbia. Como una estrella del rock. MdlP le adelanta por la derecha. No sólo por hacer el toreo imposible, el arte etéreo desde el terreno dramático, sino también por pisar y mostrarse con naturalidad. El personaje se sitúa a la altura del torero. El verano se adentra en la temporada con la sorpresa de que en algunas ferias el genio de La Puebla acaba el papel antes que Roca Rey, imbatible en la última década en las taquillas. Su papel revitalizador de la tauromaquia ha sido, y sigue siendo, no se entienda mal, imprescindible en el último decenio.

El viaje de Morante de la Puebla desde El Puerto de Santa María a Pontevedra se ha planificado con el periódico *El Mundo* empotrado en sus huestes, en primera línea del frente. O sea, el fotógrafo Alberto Di Lolli y yo nos infiltramos en su equipo. No pone el maestro ni un solo dique, ninguna cortapisa, a nuestro trabajo. Desde que se viste de torero para hacer el paseíllo en la plaza portuense todo son facilidades para las labores periodísticas. Incluso para retratar la primera cura de la cornada ya en tierras gallegas. Joaquín Manso y Vicente Ruiz, director y director adjunto de la cabecera de Unidad Editorial, respectivamente, multiplican la tensión con los tiempos que marcan para la publicación del reportaje. La apuesta editorial es gigantesca: ocho páginas y portada en la edición de *El Mundo* del martes 12 de agosto; el lunes 11 debemos cerrar a contrarreloj cuando por la mañana todavía no hemos ni salido del hotel Rías Bajas. No ha habido ni un respiro para adelantar contenido entre las crónicas volcánicas de El Puerto y Pontevedra, entre declaración de la guerra total a Roca y la cornada presentida, temida desde Palma de Mallorca, Marbella o cualquiera de las plazas donde Morante venía escapando de ella milagrosamente. La Virgen de la Peregrina no salió al quite. La temporada queda partida por la mitad delante de nuestras narices.

Los resultados dan la razón a Manso y Ruiz en la urgencia de la publicación. El reportaje de las cuarenta y ocho horas con Morante de la Puebla marca un hito en la temporada, también en la periodística, y junto a las crónicas de El Puerto y Pontevedra supera el millón de lecturas. El tráfico que genera el nombre del genio cigarrero en *El Mundo* no lo supera en 2025 ni Pedro Sánchez, ni Donald Trump, ni Vladimir Putin. Lo confirma Vicente Ruiz, comandante en jefe de la web del diario de Unidad Editorial, en un I Congreso de Toros y Prensa Villa de Madrid que organiza la Fundación Toro de Lidia junto con el ayuntamiento. Los datos de la sección de Toros duplican las cifras de 2024 y se sitúan por encima de los diez millones de lectores. Más de un millón de lecturas se producirán sólo por la apuesta del fin de semana que sacudió el toreo, el 9 y 10 de agosto, cuando aterrizamos en el aeropuerto de Santiago de Compostela. Por lo que significa ese convulso fin de semana en la temporada y, también, por la repercusión que alcanza la pieza periodística, su reproducción íntegra se hace imprescindible:

—Ya estamos en Galicia, maestro.

—Digo.

Morante despierta con el frenazo del Cessna al tocar tierra. Su frondoso pelo azabache se le ha encrespado por la coronilla. Ni una arruga en su colorida camisa de ETRO, el pantalón blanco de lino inmaculado, el canotier de paja sobre las rodillas. Pedro, su apoderado, su báculo, sostenía la almohadilla en la que reposaba su cabeza inclinada. La intensidad de los tres días anteriores en Palma de Mallorca, Marbella y El Puerto de Santa María, con sus tres corridas nocturnas consecutivas, ha sido de una exigencia física agotadora para cualquiera. De las tres ha escapado milagrosamente indemne. La mañana del domingo luce radiante en el aeropuerto de Vigo, despejada de la bruma. El vuelo desde Jerez en el jet alquilado ha ido como la seda, surcando España de punta a punta por dentro de Portugal. Sólo un sobresalto ha interrumpido su sueño con un golpe reflejo en la pierna: «Se me venía encima el toro», dijo con el susto aún en la mirada. Y se volvió a dormir. Torea por la tarde en Pontevedra.

La música suena en la suite 209 del hotel Duques de Medinaceli, un palacete del siglo XVIII, en la frontera del centro de El Puerto de Santa María. «Cuidado con el yacaré / cuando te acerques al río», canta Calamaro. Sobre la mesa acristalada de madera esperan su momento unos habanos con la vitola de Juan López, una cajetilla de Marlboro Light abierta como máquina expendedora, un vaso colapsado de colillas y un pastillero azul con el tratamiento psiquiátrico del maestro. Descansa sonriente en el sofá de época, como él, con el torso desnudo y las piernas asaetadas de pitonazos, moretones con puntas sangrantes. A sus cuarenta y cinco años y casi treinta de alternativa, Morante de la Puebla es el torero de la temporada. Una temporada antológica, inalcanzable, sembrada de hitos. Sevilla, Madrid, Pamplona… Lo asombroso de su año ya no es sólo la inaudita regularidad en el arte, la remontada desde las tinieblas del invierno, sino la entrega absoluta de cada tarde, la pureza con la que se ofrece al toro. Como si quisiera cumplir con el destino que le requería Valle-Inclán a Juan Belmonte: «Sólo te falta morir en el ruedo». «Se hará lo que se pueda», contestó el Pasmo.

Acaban de colgar el teléfono con el doctor Val-Carreres para hacerle una consulta, y Pedro prepara la jeringuilla con la infiltración para la cadera. Pedro hace de todo y le indica que se tome el Voltaren: «¿Duele el líquido?». Morante va señalando dónde debe entrar la aguja, no muda el gesto, tiene carne de perro. La golpiza de la mágica noche marbellí, el viernes, dejó huella también en su cuerpo: «Me cogió para partirme». Juan Carlos, su mozo de espadas, primo del alma, ha montado la silla con el vestido nazareno y azabache como armadura del combate. Aguarda para el encuentro, que será convulso encontronazo, con Roca Rey: «La palabra veto nunca salió de mi boca», aclarará luego respecto al *affaire* de Santander. Las cuitas vienen de lejos.

El ritmo de los cafés se incrementa parejo a los silencios. Y Morante empieza a adquirir la apariencia de talla del Gran Poder, de ese dios que baja por las tardes a absolver a los mortales con sus verónicas. El reborde verde de las chorreras de la camisa blanca homenajea a Gallito, la calzona encuentra su sitio. Ya no usa el antiguo calzón largo de hilo —«Se pega y hace pliegues»—, y detesta los pantis de licra de los toreros modernos. Brinca a saltitos por la habitación, no tanto para probar el ajuste, sino la infiltración. Se estira, se duele. La dosis se quedará corta y en la enfermería de la plaza la redoblan. Como en el ruedo redoblan los tambores de guerra con el Cóndor del Perú. La tarde se recordará por eso sobre el fondo de su magisterio, un día más, ninguno igual. Abajo, en el patio del hotel ducal, aguarda la cuadrilla entre un murmullo de partidarios. Alberto Di Lolli se empotra con su cámara fotográfica en la furgoneta. Como lo hará en el avión y en la intimidad del genio con quien cruzaremos el mapa, testigos privilegiados de cuarenta y ocho horas inolvidables, trepidantes, convulsas, con doliente final. El flamenco de Luis de la Pica es la banda sonora en el camino a la Real Plaza del Puerto. Nadie habla nada. Un calor pegajoso inunda las calles.

112

Morante de la Puebla atraviesa la puerta grande el primero al final de la corrida, con su montera antigua calada, la sonrisa puesta, por delante de Roca Rey y Daniel Crespo, surfeando la apoteosis de la tarde volcánica. Alcanza la furgoneta donde ya se ha roto el silencio, entre la alegría, la indignación, la polémica y las manos que se cuelan por las ventanillas. La pasión desatada. «Quien no ha visto toros en El Puerto no sabe lo que es un día de toros», sentenció Joselito, el Gallo. MdlP lo ha vuelto a hacer, el arte del toreo, la entrega sacrificial, escapar vivo. «Yo creo que me he tirado, el toro me iba a arrollar», analiza frente a un solomillo ya en la habitación 209 del hotel. La bestia se le vino encima cuando quiso pararla con tan sólo medio capote, de salida, en una especie de chicuelina que se tiene por suerte vieja y es una nueva creación suya. Tan arriesgada como bella, si sale… Una temeridad. Comenta la agarrada con el Cóndor por la inoportunidad de su quite. Morante júnior, el hijo que es promesa cierta del Betis, asiente mientras consulta las redes sociales en el móvil. Tocan a la puerta. Su padre deja el plato para atender puesto en pie a Niña Pastori, al Boli, a Tomatito, que le hace sentir heredero de una estirpe. Del hilo que baja de Romero y Paula. «Esa es mi línea, lo del tremendismo lo respeto, pero…», cuenta el mítico guitarrista. Y hace posturas caricaturescas, cambiándose pases por la espalda, ante la sonrisa de Morante. La visita es breve. El viaje que espera el día siguiente es largo. Hasta Vigo. Pedro le da la medicación. Conviene descansar.

La furgoneta al aeropuerto de Jerez atraviesa el domingo la tierra agostada y los campos de girasoles vueltos. Ya hace calor y es temprano. En el rostro recién afeitado de José Antonio aún se dibujan los pliegues marcados de la almohada. La cojera continúa, pero le resta importancia. Viaja como un dandi. Su colorida camisa de ETRO, el pantalón blanco de lino, el canotier. Comenta la diferencia del jet con la avioneta de la última vez. El sol platea el lomo del Cessna. El piloto, Luis Abril, y su copiloto saludan a Morante, orgullosos de transportarle. Ocupamos las cuatro plazas del angosto y lujoso aparato. Como un microsubmarino del aire. Despegamos con suavidad. Es tiempo de hablar de todo. De la temporada antológica. Del año histórico de un torero para la Historia. De las polémicas, la suerte y el miedo.

¿Duerme bien?

Sí, con la pastillita.

Si en el año 2022, la temporada de las cien corridas, subrayamos lo inaudito de la regularidad en el arte, ¿este año qué decimos?

[Una pausa larga, una sonrisa]. Que se ha conseguido, ¿no? La verdad es que está siendo un año histórico por los triunfos logrados, consecutivos. Y esperemos que esto siga igual, aunque no es fácil. El factor toro, que quizá me haya fallado otros años, ayuda.

Cuatro antologías en Sevilla, la Puerta Grande de Madrid, Pamplona... Está siendo una cosa...

[Interrumpe]. Milagrosa. El invierno fue muy duro. Yo tengo un problemilla de un trastorno en la cabeza crónico [trastorno disociativo de la personalidad], que me molesta mucho. Haber conseguido todo eso con tanto esfuerzo, tirando hacia delante, provoca una satisfacción más grande.

Más allá de todas sus virtudes artísticas y técnicas, más allá de su clasicismo, hay algo que llama poderosamente la atención: la entrega absoluta, la pasión, cómo se ofrece a los toros, todas las líneas rojas traspasadas, que a veces asustan.

Me paso los toros más cerca que nunca, y eso tiene una emoción mucho mayor. Y basándose en eso se han sumado muchos nuevos morantistas.

Y mucha juventud.

Muchísima. Es lo que más me gusta. Ver a los jóvenes bajar al ruedo para intentar sacarme a hombros. Verlos con esa emoción es lo que más me agrada. Nunca me había pasado. Antes tenías que buscar a alguien y pagarle para que te sacara a hombros, aquellos capitalistas. Y ahora se pelean por hacerlo.

Sus piernas son dos mapas de pitonazos, se está escapando de la cornada…

Estoy teniendo suerte. De joven me cornearon mucho más. La suerte influye. Me pegan varetazos que podían ser cornadas.

Decía Álvaro Núñez que usted es como el caso de Benjamin Button, que va a acabar con más valor que con el que empezó.

Está sucediendo algo inaudito. Sentir las plazas llenas al reclamo de un torero que lleva muchos años de alternativa. Un torero clásico. No de otro estilo.

Que un torero de los llamados de arte domine el escalafón numérica y moralmente y también la taquilla es insólito.

Nos ha cogido por sorpresa [risas]. Es algo histórico.

¿Con qué faena se queda de este mar de antologías?

La primera tarde de San Isidro. Creo que ha sido la más importante. Habrá habido otras, pero me quedo esa. Por el miedo que se pasa, Madrid siempre es especial. Como su cariño. El próximo 12 de octubre también va a ser especial. [Hace doblete mañana y tarde en Las Ventas, con el festival de Antoñete que abandera y la Corrida de la Hispanidad].

¿Ya no tira nunca las tres cartas?

Bueno, cuando es malillo, no se crea [risas de nuevo]. Pero si hay alguna posibilidad, frente a la dificultad, me encuentro mejor que nunca.

¿Qué ha pasado con Roca Rey anoche en El Puerto?

Tuvimos unas palabras en el callejón por un quite que hizo después del cuarto puyazo que no me pareció correcto. Parece que no le sentó bien. Yo creo que al final en estas cosas se llega a un entendimiento, y quedará todo en una anécdota. La rivalidad en la plaza es bonita, pero siempre dentro de un respeto. Quizá no

115

lo sabía, no lo hacía con mala intención, no lo sé. Pero se lo tenía que decir y se lo dije.

El desencuentro viene desde Granada, cuando Roca no sale a revisar el ruedo tras la tormenta con Aguado y usted.

Claro. Ahí estábamos Pablo y yo mientras él no salía. Argumentaba que había mandado a un banderillero. «¿Qué pasa, que tú no tienes piernas y ojos?», le tuve que decir. El compañerismo es importante.

A partir de ese momento se tuerce la relación. Hay carteles firmados de antes en los que torean juntos pero el equipo roquista evita coincidir desde entonces, y usted quiere hacerlo visible. ¿El conflicto de Santander se ha contado bien?

La palabra veto nunca ha salido de mi boca. Carecí de suerte en el mano a mano con Juan Ortega, y me ofrecí para la sustitución. Como los honorarios de Roca Rey también son altos, quise donar los míos a una causa benéfica. Si eso se malinterpretó, no lo sé. También he escuchado a otros compañeros con los que tampoco ha querido torear. Yo toreo con todo el mundo. La verdad es que me hubiera hecho mucha ilusión hacerlo en esa corrida y no la pude torear porque él dijo que no.

Además de las plazas, se ha ganado la calle. No quedó un pamplonés en San Fermín sin su selfi con Morante.

Siempre me ha gustado estar cerca del pueblo y la gente. No soy de buscarme hoteles donde no me encuentren.

A la altura de Lisboa, tras un café y un *muffin* de chocolate, el sueño hace presa en Morante. Despertará con el sobresalto de la pesadilla: «El toro se me venía encima». Aterriza suavemente el jet en Vigo. Torea por la tarde en Pontevedra.

La habitación 210 del hotel pontevedrés Rías Bajas no gasta lujos ni espacios sobrados. Morante de la Puebla vuelve a escuchar a Calamaro, Pedro vuelve a infiltrar el anestésico en la cadera, Juan Carlos vuelve a preparar la silla. Es caldero y oro el vestido.

Es cíclico el tiempo, pero con otro terno. El maestro, enfundado en un elegante batín de seda de Gennaro Rubinacci, se pega los esparadrapos en las espinillas. El propio modisto napolitano del lujo sube a verlo con verdadera devoción. La torería adorna cada detalle del proceso. Cuando le atornillan la castañeta cobra su perfil un halo antiguo. A veces musita en silencio, palabras que no salen, pensamientos que arquean sus cejas. El viento sur refresca la ciudad y entra por la ventana abierta. Sube el ruido de la calle de un pueblo en fiestas. La Peregrina se celebra con toros. Anuncian una corrida de Garcigrande, el primer toro se llama Carrillón. Le ha tocado a Morante. Corea la plaza su nombre, antes de la tragedia: «¡Jo-sean-to-nio Mo-ran-te-de-la-Puebla!».

Lo torea como siempre, pasándoselo muy cerca, más despacio que nadie, mejor que ninguno. No le pierde un paso, a pesar de que el toro viene durmiéndose. Hasta que sucede la cornada temida, presentida, quizá soñada en el avión: «El toro se me venía encima». Es extensa, pero limpia. La serenidad no abandona al maestro de La Puebla en la camilla. Tampoco la torería. «Gajes del oficio», expresa. Pedro a su lado. No sedan a José Antonio, le operan con anestesia local. El empresario Luisma Lozano entra, y se sorprende de la imagen, «de otra época». Los goteros bajando a los brazos del torero, la camisa de las chorreras verdes puesta, la taleguilla partida, el agujero en la pierna derecha, la torería de una pieza. «Te vas a librar de pagar la mariscada de esta noche», le suelta con su ingenio Morante a Lozano. La orfandad de la temporada, lo que dure la convalecencia, se expande por España.

La cornada es más extensa que profunda. Diez centímetros de herida anfractuosa, el orificio de entrada. Y dos trayectorias, una descendente de otros diez y otra ascendente de seis. El abductor tocado, el drenaje puesto y el traslado al hospital Quirón. Firman el pronóstico como grave. Podría haber sido peor. Vale. La aventura tremenda de estas cuarenta y ocho horas no acaba en la clínica. Pedro J. Marques pide que le hagan un TAC y pruebas radiográficas que descarten otros daños, alguna trayectoria oculta. Quieren irse a Portugal. Aduce el apoderado los riesgos psicológicos, el miedo a la quiebra de la salud mental. Y así, con los puntos recientes, el drenaje puesto y el tratamiento antibiótico, la habitación 210 del hotel Rías Bajas se convierte en una 210 hospitalaria. Morante de la Puebla duerme en ella, y duerme muchas horas. De las doce de la medianoche a las diez de la mañana. Afebril, cansado, reventado por el toro. Tanta verdad tenía un precio.

«Se metía mucho por el derecho, afligidito. Y se volvió sobre las manos», cuenta Morante la mañana del lunes en la 210 del hotel Rías Bajas. Lo hace en un pijama blanco de verano, somnoliento, desayunando un cruasán y un café cortado. El propio Pedro procede a hacer la cura. Quita el vendaje compresor y aparece el boquete suturado. El drenaje justo debajo. Voluminoso costurón. «Demasiado labio. Ha quedado mucho labio», dice señalando a los gruesos rebordes de la cicatriz. «Parece de caballo», apostilla el maestro. Y el apoderado desinfecta la zona sobre una gasa verde y guantes de látex azules y ya se plantea si habrá que retocar la exagerada separación de la carne. El sentido del humor del torero carece de topes, ni el dolor hace de dique: «¿Estoy para el segundo tiempo?». Un minuto antes había hablado de Diego Armando Maradona, y luego se acuerda de una fotografía de Rafael el Gallo, convaleciente en Algeciras, con una gasa como una banda sobre el pecho: «No estaba gordo, al revés, pero luego en la plaza se le caía la barriguita».

El Chino, conocido capitalista que viaja por las plazas sacando a hombros a los toreros, sube y baja a la cafetería con cafés y tabaco. Las escenas se suceden en el límite de la realidad. Prende un Marlboro el cigarrero antes de la cura, muy torero, como hay alguna foto de Manolete en El Ruedo. Las maletas yacen abiertas y revueltas en un lateral de la cama con cabecero de madera esperando a ser cerradas. Los Lozano, Luisma y Pablo, por este orden, pasan a la habitación 210 para interesarse por Morante. Vuelve la coña sobre el marisco debido, la mariscada pendiente. Núñez Feijóo se ha interesado por el torero que ya ha grabado en 2025 su nombre a fuego, encaramado en lo más alto de la historia del toreo. La cornada acrecentará su leyenda cuando vuelva. ¿Cuándo? Cuando sea. No hay prisa, aunque tiemblen las empresas y tiriten las ferias con agujeros en la taquilla. ¿Quién puede sustituir a Morante? Nadie.

La furgoneta acondicionada aguarda en la calle con una cama incorporada y parten hacia Portugal, la tierra que sobrevolamos un día antes, en el ecuador de estas cuarenta y ocho horas convulsas, trepidantes. Cuando Morante de la Puebla se despertó sobresaltado por un toro que se le venía encima.

Pedro, el invierno y Portugal

La suavidad del otoño, la calidez de la chimenea, invita a echar la mirada atrás sobre una temporada apoteósica, plagada de glorias y piedras, faenas prodigiosas y volteretas castigadoras. Hace más de un año todo se hacía impensable. Morante pasea el salón de su casa con una camisa dorada, una chaqueta azul marino, un pantalón del mismo color, unos botines negros de París y el antifaz de la tristeza. Como una sombra que se posa en sus ojos entre cafés y cigarros. Siempre fue fumador de puros, pero no de tabaco. Hace dos temporadas se enganchó con más razones que las aparentes en el común de los mortales. Una doctora le dijo que el tacto del humo en la boca, el pitillo en la mano, la sensación de fumar lo anclaban a la realidad. Una toma de tierra que lo alejaba de la dimensión extracorpórea que produce la enfermedad mental. «El menos malo de los vicios», le dijo. Ya en las habitaciones de los hoteles el hábito de fumar tabaco rubio se había hecho evidente. Del placer de fumar puros al pitillo convulsivo, uno detrás de otro. José Antonio exhala el humo del Marlboro en su casa de La Puebla.

El invierno de 2024 se convirtió en el más afilado del mundo, todo colmillos, «un infierno», en palabras de Morante. Venía de dos temporadas —2023 y 2024— en las que se había visto obligado a cortar el curso por el agravamiento de la enfermedad psiquiátrica diagnosticada hace veinte años, aderezada por algunas lesiones y secuelas de las frecuentes volteretas. La depresión profunda y resistente, comórbida del cuadro disociativo, se complica.

Pedro J. Marques, el hombre que trata de mantener el equilibrio de la balsa en la tempestad de la mente del maestro, el crío que llegó a La Puebla desde Portugal hace más de veinte años impulsado por la idolatría, buscó por tierra, mar y aire soluciones médicas. «El gusto por torear siempre estaba ahí, la noción de su compromiso con la fiesta, pero todos los tratamientos y terapias le lastraban físicamente, mermando sus reflejos. Esto generaba una inseguridad a la hora de torear incluso cuando tratábamos de aplicar dosis bajas de la medicación o ciertas moléculas menos lesivas», pormenoriza Pedro.

Acudieron a catorce o quince médicos, durante los años del rebrote, en «España, Portugal, Estados Unidos, Suecia, Inglaterra…». No hallaban la solución, la clave para revertir la sintomatología del trastorno disociativo y la depresión resistente. El tratamiento empezó a adquirir el estéril perfil del efecto placebo. Una lesión en la muñeca derecha —tras los percances de Badajoz y Vila Franca de Xira en 2023— empeoró el panorama hasta abocarlo a un callejón sin salida. Paró un tiempo para encarar la Feria de San Miguel de aquel año con alguna posibilidad. Pero sólo pudo cumplir con una de las dos tardes contratadas en la Maestranza.

Marques, que en 2021 asume el papel de apoderado interino o temporal hasta convertirse en fijo o imprescindible transmisor, plantea una temporada más medida, en principio, para Morante de la Puebla de cara a 2024. Los planteamientos rara vez salen como nacen, ley de vida. Los empresarios bajan a la Huerta San Antonio a llamar a la puerta. Torero y apoderado se sienten en el compromiso, no aguantan con una resistencia flaca. Morante se ha hecho imprescindible, necesario, vital y, además, necesita torear para sentirse vivo, comprometido y generoso con lo que ama. Aceptan dibujar un año «normal». Pero las dosis bajas de la medicación no funcionan. «José Antonio es además muy sensible a los efectos secundarios de los antidepresivos». Cunde el rumor de una retirada momentánea nada más arrancar la temporada. La tristeza infinita hunde al torero, frustrado por el desánimo. Llora como un niño desesperado en el callejón de Arnedo el día de San José del año 24, después de haber hecho el toreo en Valencia bajo el manto gris de la ausencia de alegría. Firma su más desoladora Feria de Abril de los últimos años, pero no tira la toalla y encara la Feria de San Isidro. No puede ser. Y lo que no puede ser, es imposible. La sensación de impotencia en su primera tarde en Madrid le empuja, otra vez, a parar temporalmente. No alcanza la Corrida de Beneficencia. «Interrumpe la temporada de forma indefinida, pero no definitiva», adelanta *El Mundo*. «No responde a los antidepresivos y además en los últimos días le hemos hecho pruebas de todo tipo. Le fallaban las piernas y se quedaba como sin fuerza», declara por entonces Pedro. Es la primera vez que en el mundo del toro se habla abiertamente de la salud mental. Algunos partidarios furibundos habían azotado al mensajero por escribir precisamente sobre su quebradizo estado psiquiátrico. La valentía de Morante como torero encuentra su continuidad en Morante como persona.

La Clinical Center Champalimaud es un centro multidisciplinar de Lisboa, especializado en cáncer, no sólo en su tratamiento, sino en la investigación aplicada. Como el MD Anderson de Houston (Estados Unidos), pero en Portugal. Cuenta con una rama de neuropsiquiatría muy desarrollada. El prestigio internacional lo avala. «Fuimos en busca de terapias innovadoras como la electroestimulación transcraneal», relata Pedro de nuevo. Resolvió el problema hasta cierto punto, una solución momentánea, para intentar regresar otra vez a los ruedos en el paréntesis de junio-julio de 2024. Pasan casi dos meses entre la Corrida de Beneficencia cancelada en Madrid, el 9 de junio, y el anuncio de su reaparición en Santander, el 23 de julio. Esa lucha irredenta contra la enfermedad define un carácter de una resistencia admirable. Morante parece despertar de la pesadilla que vive, del llanto perpetuo como condena. «Pero cometimos un gran error», matiza Marques: «Seguimos viendo a otros médicos». La popularidad de la gran figura del toreo se convierte en un imán para que doctores expertos —y no tan expertos— en la materia se acerquen con «la solución». La desesperación hace que se agarren a un clavo ardiendo, «no teníamos nada que perder, pero yo tenía que haber puesto freno. Contaba con la confianza de José Antonio para hacerlo, y me dejé llevar por el ansia de encontrar la solución. Intentamos y exploramos todos los caminos clínicos y paraclínicos, por decirlo de alguna manera. No digo de brujería, pero cerca anduvimos. Yo mismo me decía "Dios mío, si yo soy médico [tiene la carrera de Odontología], ¿cómo puedo caer en esto?". Pura desesperación. Servía para encontrar una motivación semana a semana, para ir tirando parche a parche. Asumo la responsabilidad».

Los parches fueron eso, parches de usar y tirar. Afrontaron un tratamiento por vía intravenosa, con ketamina, que también naufragó. La temporada de 2024 se reactivó en la feria santanderina de Santiago con sensaciones tan positivas como frágiles. El triunfo y las sensaciones de corto aliento. Siguió entre idas y venidas hasta cancelar definitivamente la campaña en Palencia. El 31 de agosto fue la última tarde del año. Paró otra vez con la idea de volver, pero no volvió. Los intentos de alcanzar San Miguel sólo sirvieron como cobertura de la feria hasta última hora. Incluso se sostuvo su nombre en el festival del 12 de octubre en homenaje a Curro Romero.

Continuaba el calvario, y había que afrontar un invierno con el objetivo prioritario de la recuperación de José Antonio Morante. Deciden regresar a los orígenes, al diagnóstico primigenio de Miami. Corría el año 2004 y ya entonces el torero contaba su enfermedad y el tratamiento con palabras que veinte años después se habrían de repetir con sonido de cadena y peso de condena: «Es un trastorno de despersonalización, como si uno no fuera uno, que tu cuerpo no es tu cuerpo, y te ves desde fuera. También tengo agorafobia, miedo a los espacios abiertos, y paso unas noches difíciles, con pesadillas y sueños angustiosos. He estado recibiendo terapia electroconvulsiva (electrochoques). Son corrientes eléctricas en la cabeza. Te duermen entero y te las dan. He recibido diez sesiones y la verdad es que ha ido bien. La memoria me falla un poquito, pero el doctor dice que es normal…». La depresión habitaba en el fondo de todo.

La nueva consulta en Miami —telefónica, pues sería imposible tratar de reactivar la experiencia de hace dos décadas allí— añade luz sobre el diagnóstico y lo amplía con una voz no por sabida menos temible: «Deep depression» [depresión profunda], dice Pedro. La distancia hace inasumible un nuevo tratamiento en Estados Unidos. Vuelve a aparecer Portugal en el horizonte con la figura ahora del doctor Antonio Sampaio, profesor de Farmacología de la Universidad de Lisboa y psiquiatra de reconocido prestigio. La enésima consulta a un médico de Coímbra, una doctora especialista en trastorno disociativo que se declara incapaz de abordar el trastorno depresivo de Morante, abre la puerta de Sampaio. Es final de octubre de 2024. Pedro J. Marques reconstruye el tiempo, el color de la esperanza en el invierno de la desolación: «Nos hizo un hueco milagroso en una agenda completa hasta el mes de abril. Y empezó a combinar una medicación muy arrojada, no la habitual, que jugaba con los efectos secundarios de medicamentos no propiamente destinados a la psiquiatría, sino de medicina interna o neurología. Sentimos, de pronto, una gran mejoría, sin que José Antonio estuviese para torear aún, tan falto de reflejos. Alcanzamos diciembre bastante contentos». De hecho, cierran su reaparición en la Feria de Olivenza, pueblos de rodaje con la vista puesta en Sevilla. Pero la vuelta a La Puebla del Río frena el progreso. Como si la cuna del genio escondiera la kriptonita de su ánimo, la piqueta de derribo de uno de los toreros más grandes de la historia. Una negra carga emocional que su apoderado sitúa en el pueblo como epicentro.

Ya es enero de 2025 y la cuenta atrás para la temporada sigue su curso. La Feria de Abril se perfila con el nombre en cuatro tardes de Morante de la Puebla, el hombre que en esos momentos se somete a electrochoques en Lisboa. Es como un doble salto mortal sin red. La presión sobre Pedro crece ante el arriesgado interés de los empresarios: «José Antonio no era consciente de todo esto, yo no se lo contaba». Las descargas producen sus efectos beneficiosos y también los no deseados: la pérdida de la memoria, un borrado cruel. «Un torero sin memoria es como un álbum sin fotos», declarará más adelante.

El tratamiento del doctor Sampaio se diversifica en dos frentes, como una guerra sin cuartel: por vía intravenosa, a través del uso de químicos, y por vía eléctrica, a través de las descargas. La terapia con electrochoques, técnicamente terapia electroconvulsiva (TEC), sigue vigente aunque suene a siglo XIX. Su uso se circunscribe a los cuadros depresivos resistentes, a las depresiones alucinógenas, a las depresiones graves con alto riesgo de suicidio…

Desde ese bombardeo de terapias afronta José Antonio una temporada impensable, inimaginable, increíble. El miedo late en Marques por la incertidumbre sobre la resistencia de las costuras psíquicas y físicas del maestro. No duda sin embargo del compromiso. Nadie calculaba que fuera tanto, ni siquiera él. La exposición del terreno pisado, el ajuste con los toros, el sitio que ocupa hasta traspasar el límite de la temeridad. Del disfrute del arte al temor en cada pase. No existe el paso atrás, un ¡ay! interno precede a la explosión del ole. La pureza máxima, la entrega absoluta, la verdad desnuda. El propio Pedro baja la cabeza en algunos lances de la lidia como si no quisiera ver lo que teme. «Es verdad, reaccionaba así. Me da hasta cierta vergüenza. Pero yo conocía la situación mejor que nadie, la presión que soportaba. La tarde del 1 de mayo de 2025, en Sevilla, cuando para el toro de Garcigrande a una mano con el capote, fingí que se me caía una pitillera para no mirar. Había ensayado la suerte alguna vez en el campo, pero jamás pensé que se lo haría a un toro de Justo Hernández con las peculiaridades que desarrolla de salida, esa forma de cruzarse y arrollar a veces». Morante ciñe también el viaje con la muleta como si fuera el último, como un calambre sacrificial, como si todo diera igual porque después del toro no hay nada. O sólo hay oscuridad.

Pedro sabía de la pulsión autolítica de Morante tanto como del efecto demoledor que causaba volver a La Puebla. «Era un pensamiento constante a lo largo del día. En el pueblo habíamos llegado a un tope, todo iba a peor. Los pensamientos suicidas no cesaban. Estaban ahí, permanentemente presentes». Tiene Marques toda confianza del maestro para buscar soluciones médicas donde sea, y eso se encontraba lejos del epicentro de su tristeza, lejos de su tierra. No comprendía el apoderado que con el padecimiento que arrastraban todavía hubiera quienes, «desde dentro», soltasen «comentarios desagradables». No todo el entorno de La Puebla ve a Pedro J. Marques con los buenos ojos de Pepi, la madre del genio, que lo ve como un hermano. Más que como un rescatador, lo califican casi como si fuera un secuestrador. «Al fin y al cabo no estábamos de vacaciones en el Caribe, sino en Portugal pasándolo muy mal. Él sufría mucho y yo también, a su lado». El país luso cambiaba el ánimo a Morante, «la gente es más retraída, no tan echada para adelante a la hora de dar una opinión. Aquí, en España, de psiquiatría, toros y fútbol todo el mundo sabe». Pedro J. Marques hace una extracción de Morante y lo aleja de malas compañías, gente tóxica y hábitos contraindicados.

Asume el exilio portugués con todas las consecuencias y todas las críticas. «No era una opción que pasara los días drogado en La Puebla, sentado en un sillón hasta arriba de ansiolíticos y, en el fondo, perpetuando el problema. Mi familia estaba de acuerdo. Nos hicieron daño con todos los comentarios hirientes del entorno más próximo, a mi madre especialmente». Guiomar —así se llama la madre— ejercía en Marinha Grande también como enfermera, el reloj del tratamiento y las dosis, la mano y el cuido. Su padre, Fernando, cuando ve que Pedro pasa ya más tiempo en La Puebla que en su tierra, le animó a trasladarse allí de modo definitivo. Todas las semanas viajaba una o dos veces desde Lisboa durante cinco años. Acumulaba dos mil kilómetros semanales. Llegó un momento en que no era viable. Tenía clientes en la clínica de odontología. Morante le puso una en su pueblo, la Clínica San Antonio, para que fijara su residencia.

De la mano de sus progenitores, Pedro J. Marques había visto salir a Morante a hombros en Las Ventas en el festival de 1996, y Guiomar le pidió un autógrafo para su hijo. Ahí prendió la mecha de una relación y la obsesión por el ídolo, un cuento muy largo para desarrollarlo con el detalle que merece.

Forman una familia en paralelo. La fotografía de cómo José Antonio, Pedro y sus padres, Fernando y Guiomar, despiden el año de 2025 comiendo las uvas del 31 de diciembre en el Moulin Rouge de París es un fiel retrato familiar y, también, de la situación personal de Morante.

Ya viajaban torero y apoderado en el invierno del 24/25 por Europa buscando distracciones, «cosas que lo pudieran entusiasmar», por prescripción facultativa, entre sesión y sesión de electrochoque en Lisboa. Italia atrae la mayoría de sus excursiones turísticas: «Nápoles, Roma, Venecia, Florencia, Salerno, Milán...». Y a veces saltaban a Grecia y otras a Turquía. París o Londres también forman parte de su ruta europea. Ansiolíticos, antidepresivos, barbitúricos, forman parte de su equipaje. Y los domingos, ya de regreso, Morante empieza a probarse, tímidamente, en el rincón portugués de la ganadería de Álvaro Núñez. Enero de 2025 desperezaba cargado de incertidumbres.

El inesperado triunfador de la temporada
Mito y plenitud

El 6 de febrero de 2025 Morante de la Puebla esperaba en una esquina del escenario con su capa charra, un semblante preocupante y la palabra tristeza. Hacía unos minutos se había anunciado su presencia en la Feria de San Isidro para las tardes del 28 de mayo y el 8 de junio; hacía un tiempo, desde el 30 de diciembre de 2024, que se sabía de sus cuatro tardes en la Feria de Abril, y hacía unos días *ABC* de Sevilla había mostrado sin filtros la crudeza de su enfermedad mental y la dureza de su tratamiento. Parecía imposible siquiera que pudiera arrancar la temporada en aquel momento, y sin embargo la temporada fue homérica. Visto desde la altura a la que vuelan las águilas, o desde la cima del 12 de octubre en Madrid, el paisaje de la batalla define a Morante como a un héroe ante el toro y la depresión.

Álvaro Núñez, el criador de toros valiente que ha fundado una ganadería nueva en una esquina del sur de Portugal —allí quedan las hembras ahora—, ofrece una lectura hermosa del año de gigante del intérprete de La Puebla: «A Morante lo ha sostenido esta temporada la historia del toreo». Álvaro desarrolla su fundada teoría con el pensamiento puesto en el homenaje a Antonio Chenel, Antoñete, que el mago se ha sacado de la chistera para la Feria de Otoño. Quiere alcanzar la fecha como el montañero la cumbre del Everest, sin oxígeno a veces, en hipotermia otras, extenuado las demás. Rendirse no es una opción porque al final de la escalada espera su tributo, que es a Chenel y, en el fondo, a la historia del toreo.

Conoce de cerca Álvaro Núñez la lucha del maestro, a quien tanto admira, a quien tanto quiere. Su casa portuguesa se convirtió en el escenario del reencuentro de Morante de la Puebla con la profesión y la bravura a principios de 2025, después de cuatro meses en el dique seco, desde su última tarde en Palencia, el 31 de agosto de 2024. Es 4 de enero de 2025. El día antes de la noche de Reyes decide hacerse un regalo, volver a torear. Hace apenas cinco días se ha sabido de su apuesta de cuatro tardes en Sevilla, sin haberse tentado ni la ropa. Amanece nublado en el sur de Portugal, lo propio para las fechas del calendario. Desempolva Morante los avíos, muleta y capote, y también la vestimenta campera, una chaquetilla azul, los zahones acartonados y una gorrilla de cuadros. No falta un detalle, lo cuida todo.

Conduce Pedro J. Marques las tres horas escasas que separan su casa en Marinha Grande de Herdade da Cordeira, Cercal do Alentejo. Una excursión. La prueba sale desastrosa. Los movimientos del maestro muestran una lentitud dormida, ausentes los reflejos. La becerrita le gana la acción demasiadas veces, perdido el sitio y el sentido de la distancia. Aquello no funciona, quedan dos meses para que arranque la temporada y todas las sesiones de electrochoques con el doctor Sampaio por delante.

El semblante de Pedro transparenta la preocupación, y pide perdón al ganadero con su exquisita educación. «Seguían haciendo fechas y Pedro quería que él mismo se viera, como diciendo "que se vea él que yo no lo veo", y que se fuera preparando. Lo trajo porque el maestro se sentía muy capaz pero sin prepararse [y ya cerradas las tardes en Sevilla]. A raíz de esto, poco a poco, va estando cada día algo mejor», narra el ganadero. Es la agotadora época de los electrochoques en Lisboa, que se extiende hasta febrero. Combinan el tratamiento, con las excursiones una vez a la semana a casa de Álvaro y los viajes por Europa por prescripción facultativa. Las fallas en la memoria como efecto secundario de los electrochoques provocan que José Antonio recurra al móvil con frecuencia como disco duro de sus vivencias. A Núñez se le ocurre la idea de reconstruir su memoria. Dos sesiones de descargas cada siete días. «Las tres sesiones recomendadas no las aguantaba el cuerpo», recuerda vagamente el criador. «Creo que eran dos terapias precisamente por ese motivo. Lunes y martes se sometía a los electrochoques, el miércoles se montaban en un avión hasta el sábado y el domingo venían a mi casa». Ese fue el plan de invierno de Morante contra el reloj, contra la depresión devastadora.

La relación de amistad entre Álvaro y Morante se estrecha. Cuando el torero se entera de que Álvaro va a debutar en la Feria del Toro de Pamplona, en pleno San Fermín, lo potrea con una broma: «Ya te puedes llamar ganadero». Y pide su corrida. Y triunfa tanto con ella como con el toro al que en Jerez corta el rabo. Son dos sabios que hablan el mismo idioma. El buen ganadero debe tener un concepto del toreo antes que de la bravura. El concepto del toreo de Núñez es extraordinario y, por tanto, también el de la bravura. Los ganaderos de la élite se distinguen por esto. Él ha sido partidario toda la vida de Morante. Como en su momento lo fue hasta las últimas consecuencias de José Tomás.

Sitúa Álvaro otra temporada deslumbrante en la carrera del genio, ni mucho menos tan arrolladora como esta, en el año 2005. Otro tiempo de resurrección después de la cornada de 2000 en Sevilla y las primeras descargas eléctricas de 2004 en Miami. La de 2025 no admite comparación con ninguna anterior, por lo logrado y por el sitio desde donde lo logra. Por ese otro sitio innegociable que ocupa frente a los toros. Álvaro Cuvillo, como siempre le ha llamado Ignacio Álvarez Vara «Barquerito», recordando sus raíces, siente que José Antonio cimenta su inalcanzable año desde el sitio exacto que pisaba José Tomás, el del toreo imposible: «Ahí no se aguanta».

De la misma idea participa otro fuera de serie de la bravura como Justo Hernández, el alquimista de las fórmulas que codician todos los criadores de toros. Garcigrande ha sido clave en la trayectoria de Morante de la Puebla, y vital en esta temporada para los anales de la historia. Suyo fue el toro de la faena más importante de las tres tardes memorables de Madrid —Seminarista, lidiado el 28 de mayo—, que paradójicamente no desembocó en la debida Puerta Grande. Algunos recuerdan esa tarde por el quite a cuerpo limpio, el grácil recorte con el vaso de agua sin derramar una gota. Suyo fue también el toro del hito del rabo de Sevilla

—Ligerito, 26 de abril de 2023—, anunciado bajo la cartela de Domingo Hernández y la tutela de su hermana Concha, pero sólo por el reparto que hicieron de la ganadería. El hierro de la G de Garcigrande iba en su anca. Cuando José Antonio regresa a su finca salmantina, en mitad de la marejada voraz del tratamiento, no recuerda que haya cortado un rabo en Sevilla… «Aquí, llegó en el mes de febrero, muy tarde. Se sentía en inferioridad, dudaba incluso de cómo saludar. Teníamos que cambiarle la conversación porque se quedaba bloqueado. Pedro hacía lo posible para que contestara, no se aburriera o no se durmiese. Se le notaba bajo los efectos de la medicación, drogado por el tratamiento. Era un hombre apagado, con cara de enfermo, muy triste», cuenta todavía sorprendido por la humildad del maestro. «Cuando salió la primera vaca, yo creo que se preguntaba qué era lo que debía hacer para torearla. Pienso que esa fue la clave o el secreto de toda su temporada. Cuando él se sentía mejor, en otros tiempos, le daba igual lo que hiciera la vaca. Si le tenía que dar por abajo, le daba por arriba… Y en este momento de reinvención quiere hacerle las cosas bien porque está pensando en cómo se torea. Le monta la mundial a la vaca, lo traslada al ruedo y nos encontramos con que Morante hace a los toros lo que debe, cosa que antes no hacía. Y gracias a esta reconstrucción se pone donde se pone y hace a los toros lo que les hace».

Justo resume lo que representa el torero cigarrero para la historia y para él: «Hay muchos Morantes en su trayectoria. Los grandes genios se caracterizan por su evolución. Y, evidentemente, el torero que hemos visto este año es uno de los toreros más importantes o el torero más importante de la historia», sentencia antes de continuar con su análisis. «De hecho, creo que como ha toreado Morante este año es imposible torear. No se puede torear así. Y quizá por eso no tenía otra salida más que la que ha tomado de marcharse, no lo sé. No se puede torear así, insisto. Nos ha hecho realidad un sueño. Era inviable por dónde se ponía, por dónde llevaba a los toros, con esa profundidad. Ha adelantado el toreo de toda la vida cincuenta o sesenta años. Se dijo de Belmonte que así no se podía torear. Morante lo ha hecho».

Rememora Álvaro Núñez los años en que trataba a un Morante veinteañero, recién salido del cascarón, cuando la cornada del año 2000 en Sevilla desencadenó la oscuridad. Eso sostiene Álvaro. Extendió la herida un desierto helador, la pérdida de la ingenuidad y el embroque. La madurez personal se ha juntado con la madurez artística un cuarto de siglo después. «Viví la época de pequeñez e impotencia de Morante frente a José Tomás. Resulta alucinante ahora recordar aquellos años de meditación y búsqueda, y contemplar cómo ha terminado la historia, esta maravillosa manera de agigantarse. Hasta hacerse el más grande». Fija también Álvaro el cambio de agujas de su trayectoria en el año 2021, cuando rompe con Toño Matilla, tras el San Isidro de Vistalegre, para asumir la responsabilidad de su carrera.

Desde ese momento nace su eclosión hasta el filo de lo imposible, hasta el mejor hacer, hasta la exposición máxima de 2025. «Siento que los toros me bordean como al canto de una puerta», le confiesa a Álvaro con una serenidad conmovedora. Como si no existiera en carne y sí en espíritu, abandonado el cuerpo, olvidándose de él. La frase encierra un misterio poético. Verdaderamente hay algo de irrealidad y extracorpóreo, además de un valor de plomo y una fe de hierro. Y por eso se suceden los porrazos, las volteretas, las cogidas, la cornada... Un porcentaje altísimo se produce por quedarse en el sitio, por ligar con el peso de lo auténtico el natural con el pecho, en ese instante en el que concentraban los antiguos el toreo. Al margen de que las facultades no ayuden a irse, Morante no se quiere ir. Y hace el toreo con un asiento descomunal, hundidas las zapatillas en la arena, atalonado el cuerpo. Torear es hundirse con los toros.

El maestro ha crecido para el arte y también para el toro. Le valen embestidas que hace una década no encajaban, y triunfa con ellas sin renunciar nunca a los cánones del clasicismo. Vuelve Justo Hernández a escena con su preclaro entendimiento, otro genio en lo suyo. «Ya hablando de lo imposible, que es hacer lógico lo ilógico de todo lo que ha hecho, creo que hace real su arte, el toreo tal como es, aclimatándolo al toro de hoy y sacándole la máxima producción con su inmensa estética. O sea, cogiendo el toro donde debe, llevándolo donde requiere y dándole una profundidad inaudita», sostiene el ganadero de Garcigrande. Habla con la satisfacción de haber ligado el nombre de su ganadería a los aldabonazos fundamentales de Morante en los últimos años y, por supuesto, en la temporada de 2025. Pone en su vía el toro Seminarista del 28 de mayo y a Tripulante el 12 de octubre, no tan redondo este como aquel al ser toro de una sola mano. Y también cría a Repique, el toro al que corta un rabo en Salamanca el 13 de junio de 2025, la faena absoluta del morantismo, dicen. El toro de la cornada de Pontevedra también llevaba el hierro de Garcigrande, gajes del oficio.

El percance de la Feria de la Peregrina dibuja una línea para Álvaro Núñez. Que divide la temporada de José Antonio en tres fases: una de afianzamiento en el rodaje previo hasta Sevilla; otra de desbordante confianza y desbocada entrega desde el cónclave sevillano, y una última a partir de la cornada de Pontevedra, de toma de conciencia del riesgo sin renunciar a él. Justo dice que toda la temporada de 2025 se resume en cinco o seis faenas de Morante de la Puebla: «Es el año de oro de la tauromaquia y no se va a volver a dar otro igual».

El 8 de junio de 2025 Morante de la Puebla volaba sobre los hombros de una multitud por la calle de Alcalá arriba con el escenario de Las Ventas al fondo, rendido por fin y entregado a su inalcanzable magisterio. La primera Puerta Grande de la carrera de un torero para la historia quedaba atrás como último prodigio de dos meses asombrosos, inimaginables desde el rincón del invierno, pletórico en cuatro tardes sevillanas como cuatro tratados de distinta perfección y la guinda antológica de Madrid por partida doble, casi triple. Siembra con Seminarista una faena bíblica cuya cosecha recoge en la corrida de Juan Pedro Domecq: el terreno que pisa con un toro malasombra le da lo suficiente para inventarse el triunfo. Un manojo de naturales a puro pulso, a puro huevo, quedan para la eternidad. Reeditará el éxito el 12 de octubre más emocionante que recuerdan los tiempos, el más triste y emotivo, hecha la gloria de llanto.

Morante es el toreo puesto en pie. Y ha vuelto de las tinieblas no como antes, sino como nunca. Cuando se hacía impensable torear más fajado, más despacio, más arrebolado de duendes, lo ha vuelto a hacer. Sólo él podía superarse. La voz de la calle —«¡Jo-sean-to-nio Mo-ran-te-de-la-Pue-bla!»— es mayoritaria; la de los profesionales alcanza el rango de la unanimidad: MdlP es ya un torero histórico. «Cuando estoy con él, lo tomo como si me encontrase con Gallito o Manolete. Siempre tengo esa sensación. Quizá sea el torero más grande de la historia y, además, en su mejor momento», remacha de nuevo Álvaro Núñez.

El crecimiento exponencial de su tauromaquia se disparó con un paso adelante en todos los sentidos —dentro y fuera de la plaza, en el compromiso con el toro y en la estrategia expansiva—, hasta alcanzar el hito de cortar un rabo en la Maestranza el 26 de abril de 2023. Fue el año en el que se retiró Julián López, el Juli, una figura de época durante veinticinco años en la cima. Al Juli se le localizó entusiasmado en las fotografías de Morante, precisamente en Sevilla, el 1 de mayo célebre, parando el toro con el capote a una mano. Y en la apoteosis de Jerez —otro rabo—, y en el concierto de Aranjuez: «Hablar de Morante ahora mismo es hablar del toreo en mayúsculas. Todas sus experiencias, tanto en su profesión como en su vida, le han conducido, a través de una evolución y diferentes etapas, a una tauromaquia que es un compendio de todas las virtudes del toreo. Desde una capacidad lidiadora increíble a una variedad magnífica».

Pero a quien fuera la máxima autoridad del escalafón durante un cuarto de siglo le deslumbra algo que quizá se pueda traducir por pureza, la integridad de Morante. «Lo que más me llama la atención es su entrega absoluta y la emoción que transmite ese abandono total. La sensación de estar dispuesto a todo por una convicción, por un sentimiento. Es un momento histórico. Pocos toreros ha habido en la historia con tal aglomeración de virtudes. Eso hace que la experiencia de acudir a la plaza a verlo sea única. Tardes como las de Madrid son la consagración a un concepto, a una verdad y a una autenticidad en su toreo que le hará ser recordado como un grandioso torero, uno de esos toreros que quedan para siempre».

José Luis Lozano es la voz del oráculo, un sabio con una visión histórica de la fiesta de los toros a sus noventa años. Su palabra enraíza en el conocimiento más profundo del toro y el toreo, desde el apoderamiento de figuras como Juan Antonio Ruiz «Espartaco», César Rincón o Julián López, el Juli, a través de su sobrino Luis Manuel. Desbroza el bosque que sitúa a Morante como el torero más completo de la historia o uno de ellos. «No se puede enjuiciar a un torero de hoy en comparación con otro de hace cincuenta u ochenta años porque el toro era distinto. Pero yo metería a Morante entre los tres o cuatro toreros que han marcado una época. Cuando pase un tiempo y se haya retirado definitivamente, se hablará de él como hoy se habla de Joselito, Belmonte, [Domingo] Ortega, Manolete o el Cordobés. No me cabe duda», cuenta Lozano mientras evoca la despedida del 12 de octubre, su desbordada salida a hombros en Madrid: «Aquello fue como los viejos nos contaban que sucedió la despedida de Bombita, con el ruedo inundado de gente».

La temporada de 2025 de Morante de la Puebla ha puesto de acuerdo a todos los profesionales, y esto también es histórico. «Todo lo ha hecho fenomenal, pero es que la merma de facultades ha demostrado no sólo el valor que atesora, sino lo buen torero que es. Veía a veces que no se podía ir y las resoluciones se antojaban increíbles. Para sacarse esos pedazos de toros jugando los brazos, pasándoselos tan cerca y, además, hacerlo de ese modo grandioso, hay que ser un figurón», insiste don José Luis.

A Curro Vázquez, maestro del clasicismo, torero de Madrid en esencia, o con esas esencias, gozoso triunfador del festival de Antoñete, también le emociona «la autenticidad» de Morante de la Puebla. De quien fue, por cierto, apoderado entre los años 2009 y 2012. El espíritu nómada de José Antonio se ha sentido especialmente en sus múltiples apoderamientos. «Lloré su primer día de San Isidro, y también vi con lágrimas en los ojos el segundo. Y el 12 de octubre con su mañana y con su tarde. "¿Es para tanto?", me preguntaba Currito. "Sí, hijo, es para tanto". Es el torero con más pasión que he conocido en toda mi vida». Curro abunda en la catarata de elogios hacia el genio de La Puebla: «Se sale de lo normal, es un fuera de serie. Reúne todo. Tiene estética, figura, conocimiento y valor. No he visto a ninguno de esa talla. Tan completo. No me gusta eso que se dice de que es el mejor torero de la historia porque cada momento de la historia tiene el suyo. Pero en cuanto a pasión, y también sufrimiento, por lo que todos sabemos, no he conocido a otro».

Núñez recoge el guante de la pureza, y la desmenuza: «Es el torero que más le expone al toro, que más le ofrece su cuerpo. La muleta vale para dominar al toro, pero también para taparse del toro. Él no la utiliza para esto. Y le pone al toro su cuerpo con una naturalidad inaudita, sin un aparente sufrimiento. He visto a otros toreros pisar ese terreno. A Ojeda y José Tomás. Y transmitían ese sufrir que en Morante no aflora».

Precisamente Pablo Aguado, que sacudió Sevilla en 2019 y agitó el trono [cuatro orejas, Puerta del Príncipe], se considera un privilegiado por haber toreado a su lado. «Recuerdo cuando lo seguía de niño y me empapaba de sus vídeos, y ahora que comparto tardes con él tengo que pararme para mirarlo y guardarme esa imagen para contárselo a mis nietos. Si tuviera un pañuelo en el ruedo, lo sacaría. Es la luz hacia la que los toreros más nuevos tenemos que caminar», rememora Pablo emocionado. El sevillano de las supremas elegancias incide en el prodigio de su capote, en la verónica bíblica del maestro de La Puebla. «Es de una intimidad consigo mismo única. No sólo es la estética que se le canta, sino la verdad, el aplomo, por dónde se pasa los toros. En estos últimos años le vemos lancear como si fueran becerras, le da igual cómo sea el toro. Esa estética enmascara una profundidad torera muy grande», remata.

Lo que describe Pablo Aguado es, en el fondo, valor. Y en esto coincide Álvaro Núñez para cerrar el capítulo del imprevisto torero del año. «Todas las figuras del toreo que he conocido en casi medio siglo han ido perdiendo valor. El caso de Morante es como el de Benjamin Button: es un proceso inverso. Tiene ahora más valor que hace veinte años. Todos los toreros mitificados subieron al altar del mito un tiempo después de sus mejores años. En Morante confluyen ahora mito y plenitud».

El personaje se coloca además a la altura del torero extraordinario que es. Y eso redunda también en el torero más taquillero de 2025, asumida su leyenda por la mayoría social de todas las plazas de España. Las empresas taurinas encienden velas a san José Antonio como agradecimiento a su generosidad, a su estrategia expansionista, sin medida a veces, a su axioma «¿Y qué hacemos con las plazas de los pueblos? ¿Las tiramos?». Vuelve la idea ya apuntada del compromiso, celebrado por los organizadores de espectáculos taurinos en tierras difíciles. Morante hace con ellos un vivero que en el fondo es el vivero de la fiesta. Arrasa en la taquilla pero no con la taquilla. A diferencia de otras figuras en tiempos no tan lejanos, se convierte en la despensa del invierno. José Cutiño ha sido uno de los peregrinos habituales a la Huerta de San Antonio para contratar al maestro: «Morante es un torero irrepetible, un figurón del toreo. Pero además ha sabido conectar con la base del toreo y ayudar en esas plazas pequeñas. El aficionado de esos pueblos ha podido verle en este año extraordinario. Se ha mostrado en plazas como Marbella, quizá no tan pequeña, pero sí otras que lleva mi hijo Jorge como Villanueva del Arzobispo, Úbeda, Almodóvar del Campo». No se ha escondido en ninguna de ellas, dándose con una entrega total al fomento de la tauromaquia. Cutiño piensa que «ha sido un generador de ilusión, un revulsivo impagable» y, por tanto, la fiesta de los toros se encuentra en deuda con el genio de La Puebla. Nunca los aficionados de estas plazas ni los empresarios de estas zonas rurales le podrán agradecer lo que ha hecho. Ya a la salida de la pandemia se echó en toreo a la espalda toreando cien corridas de toros, y además siempre ha sabido amoldarse a los aforos de las plazas, anteponiendo el bien del futuro de la fiesta al futuro interés. Podía haber exigido lo que hubiera querido porque tiene la máxima fuerza. No se ha aprovechado del impulso y el atractivo que generaba en la taquilla y ha mirado por el germen de la afición más que por sí mismo.

Del mismo pensamiento es Carlos Zúñiga júnior, empresario de El Puerto de Santa María, que tanto le debe a Morante, Gijón o Aranjuez, entre otras. El torero cigarrero ha sido pilar de las últimas temporadas de El Puerto, la plaza más gallista, donde su idolatrado Joselito dijo aquello de que «Quien no ha visto toros en El Puerto no sabe lo que es un día de toros». «Morante ha sido el torero más rentable para las empresas de, al menos, los últimos diez años sin ninguna duda», asevera Zuñiga. La responsabilidad asumida de «tirar p'alante» entrañaba una generosidad «fuera de lo normal en todo tipo de plazas y fechas». Refiere su presencia en la Corrida del Motín de Aranjuez, a principios de septiembre, como vital, y concluye con un brindis personal: «Nunca le estaré lo suficientemente agradecido. Mi trayectoria empresarial ha crecido al rebufo de sus éxitos en mis plazas».

Lozano vuelve a escena para apuntalar la estrategia expansionista de Morante en 2025. «Lo que han hecho toda la vida las figuras, que han ido a todos los pueblos. Las aficiones de esos lugares, pueblos y comarcas sienten un empujón tremendo hacia arriba, y el día que no llenas, pues toca ser generoso con los empresarios. La temporada ha sido ejemplar. No sé quién la ha diseñado, si Pedro o el propio Morante, pero su desarrollo se ha ajustado a la antigua usanza, a las campañas de las grandes figuras de siempre. Esto demuestra que, al final, quien sabe más de toros es el público. Cuando los públicos pegan esa reacción tan fuerte y llenan las plazas con esa dimensión al reclamo de un torero con más de veinte años de alternativa, es que nos encontramos frente a un torero de época», rubrica el gran taurino. Al fondo de su casa de El Cortijillo cuelga la cabeza de Pelucón, el toro de Alcurrucén que inmortalizó Morante en la Corrida de Beneficencia de 2022, que un día llevó el propio maestro: «A mí me enseñaron desde pequeño que a una casa no se puede ir de invitado con las manos vacías», dijo al entregar su regalo cuando acudió a por veinticinco vacas de Alcurrucén.

El cociente intelectual de Morante se sitúa tan alto como su toreo, muy por encima de la media y, por supuesto, también de su propia locura. El personaje se coloca a la altura del torero, y esto es históricamente impagable. Desde la perspectiva artística, intelectual y cultural, conviene abrir el foco de MdlP. Antonio Lucas, poeta, periodista y faro de la cultura en España, escribe como habla, igual que José Antonio torea como es. Sabe de su virtuosismo, de la luz y la oscuridad que conviven en «tipos como él, que alojan en la mirada la cicatriz de un sentimiento. Seres a la manera de este hombre que torea como si no hubiera pasado el tiempo y su cualidad de artista justifica un riesgo y escribir de lo extremo de algunos instantes de su tauromaquia, de la condición tan abisal de su toreo, del individuo herido por dentro, del hombre que se ha hecho hombre entre tinieblas, con la cabeza (de sien a sien) cruzada de vientos y alguna resonancia de caverna».

David González, escritor, articulista y editor, lo coloca en un plano mayúsculo como «el mayor intérprete vivo que hay en el mundo»: «Él sabe que puede pasar del gesto de majeza a la profunda expresión emocional sin ningún problema y transmitiendo al público que acude a la plaza mucho más que cualquier otro intérprete en cualquier otra manifestación y ante cualquier otra audiencia. Es profundamente consciente de ese diálogo entre calle y escenario, y lo maneja desde hace tiempo como yo no he visto nunca a nadie hacerlo. Porque juega con la muerte, con su destreza y con la escena, porque mejora y dignifica a su antagonista, sea de la condición que sea, y con todo ello, emociona a su público; por eso, es el mayor intérprete vivo que hay ahora mismo en el mundo». Dicho queda.

Una idea de España

No mueve a Morante sólo la concepción gallista del toreo. O del negocio del toreo. Late también en su cabeza una idea de España como nación. Así se desprende de las lecturas que reposan en su mesilla de noche, ya comentadas, o de los brindis en su última tarde a Isabel Díaz Ayuso (PP) y Santiago Abascal (Vox). «Va por usted y por todo lo que defiende. Es una valiente», dijo a Ayuso, montera en mano. A Abascal le ofreció el toro de su despedida cuando sólo él sabía que se trataba del toro de su adiós, «si las cosas salían bien». De su estrecha vinculación con Vox había pasado, desde hace algún tiempo, a un distanciamiento prudente o preventivo. No faltaban quienes se incomodaban por su colaboración con el partido que defiende la tauromaquia, el campo, la caza y las tradiciones populares, por sí mismas y frente a los ataques de la izquierda más radical. El PP se sitúa en ese mismo espectro ideológico respecto al mundo rural y los toros, aunque con posiciones más moderadas en otras cuestiones de su programa, como la inmigración. Morante distingue entre lo que piensa y lo que le conviene, y marca distancias con Vox. Pero sus lazos con su líder trascienden lo ideológico para adentrarse en el terreno de la amistad. Santiago Abascal se ha preocupado por la salud de José Antonio en los momentos más frágiles y delicados, y antes de la última tarde del 12 de octubre le visita en la habitación 219 del hotel Wellington. Seguramente los más críticos no se escandalizarían si MdlP simpatizase con partidos radicalizados por el otro extremo para los que no se exigen cordones sanitarios. Un torero de Sumar, Izquierda Unida o Podemos —los partidos que, una vez constatado el fracaso del comunismo, compraron todos los postulados del *wokismo*— caería simpático entre esos mismos, pero no sería torero, sería un kamikaze contra su profesión con toda la izquierda radical situada en el antitaurinismo cancelador.

Un artista de la universalidad de Morante de la Puebla se sitúa por encima de cualquier ideología o pensamiento político. Como debería hacerlo la tauromaquia, desideologizada, ese ideal que la izquierda más radical no permite. El abandono de la tradición taurina por una amplia facción del PSOE —escapan Emiliano García-Page en Castilla-La Mancha como en su día el difunto Guillermo Fernández Vara en Extremadura— entrega la fiesta de los toros a la facción más extrema del Gobierno de Pedro Sánchez —ya indistinguible de sus socios—, con el ministro de Cultura Ernest Urtasun a la cabeza. Sus políticas excluyentes —censura del Premio Nacional de Tauromaquia y el veto al mundo del toreo en la concesión de la Medalla de Oro al Mérito en las Bellas Artes— no admiten respuestas tibias. La utopía de una fiesta aséptica en un país cada vez más polarizado parece, por desgracia, lejana. Situarse bajo el paraguas de la derecha se convirtió en una cuestión de supervivencia. Si el perro se protege de quien le muele a palos, la culpa no es del perro.

La teoría de la apropiación del toreo como símbolo identitario elude el factor que lo desencadena. El problema no está en que la derecha defienda el toreo, promueva su acceso y difusión como parte de la cultura, tal y como señala la Constitución; el problema reside en la izquierda y extrema izquierda, que impulsan su cancelación y abren caminos hacia su desaparición. Traicionan constantemente su historia. Quienes hemos defendido la asepsia ideológica quizá aboquemos a la tauromaquia a una orfandad política, a un callejón sin salida. Ni la izquierda ni los nacionalismos periféricos cesarán en su batalla antitaurina.

Afronta Morante una reaparición el 3 de septiembre en Melilla, después del percance en Pontevedra del 10 de agosto, por cuestiones que trascienden las razones meramente taurinas —en la semana anterior a Melilla hubiera toreado todos los días, con un planteamiento caótico, en algún sitio poco propicio, con alguna

ganadería sin pedigrí y con una exigencia física contraproducente— para situarse en la idea de España. Ni una cesión ni concesión más en el mapa de la tauromaquia, teniendo, como José Ortega y Gasset, a la tauromaquia por España. Latía una motivación
extraordinaria en el regreso del toreo —porque Morante es el toreo— a la última frontera, a la última plaza de África, al último
fuerte: la exaltación de la españolidad de la ciudad melillense. El
sur del sur de España, el norte del continente que asalta Europa, el
hambre que empuja los cayucos, las mafias que manejan las barcazas, la sombra de Marruecos que es alargada. Ceuta y Melilla —y
Canarias—, a punto de ser fagocitadas. MdlP venía a hacer patria,
del toreo bandera, precisamente, entre el monte Gurugú y el Tercio de la Legión del Gran Capitán, entre el toro de Osborne y la
plaza bautizada como Mezquita del Toreo. Tan modernista, recientemente recuperada y no hace tanto abandonada. Y así, en
2025, cuando todo parece licuarse en la globalización, cuando las
fronteras se desdibujan y las banderas se destejen, un hombre con
un capote y una muleta se planta en la arena con la idea del toreo
como patria.

Morante, a la vez, se convierte en ídolo en Azpeitia (Guipúzcoa), en pleno corazón del abertzalismo. Guipúzcoa, como todo
el País Vasco, fue tierra fértil taurina. Cuando Ignacio Álvarez Vara
«Barquerito», embajador periodístico de la feria de San Ignacio
—los cariñosamente sanignacios— en el mundo, debutó en Azpeitia allá por 1985, Euskal Telebista emitió un programa de debate
sobre los toros y las raíces vascas: «Todos los participantes estaban monótonamente de acuerdo en que los espectáculos de toros
—de cualquier clase— son del gusto de los vascos porque son
parte de su brillante tradición», publicó en *Diario 16*. La historia
es tozuda, pero quieren cambiar el relato. Bildu gobierna en este
pueblo desde hace cuatro legislaturas. La tauromaquia viene de
siglos, de un tiempo desideologizado, y no les cuadra. Les suena
«españolista».

La fuerza de la Feria de San Ignacio da fe de vida sobre la vi-
gencia de la tauromaquia. La plaza, una bombonera de 1903, de
cenicienta arena y fondo de piedra, como hecho de teselas, cuenta con una capacidad para 3.500 personas. Azpeitia tiene 15.000

habitantes. No cabía un alfiler a rebufo de Morante de la Puebla. En 2024 aparecieron algunas pintadas para contrarrestar —por su vieja vinculación a Vox— la importancia de su presencia. Realmente vuelve a aparecer de nuevo la idea de España como telón de fondo. La contraofensiva taurina conforma un eslogan: «Morante, *herria zurekin*». Es una alteración de los viejos grafitis de apoyo a los presos y asesinos de ETA: «Morante, el pueblo está contigo». A algunos les explotó la cabeza. Esta temporada de 2025 hicieron camisetas con el mismo eslogan de las pintadas: «Morante, *herria zurekin*». La agitación radical no se sintió el día de la corrida con unos pocos antitaurinos agarrados a una pancarta y otras telas: «*Zezenketarik ez*» («No a la tauromaquia»). Ridícula manifestación. Cuando el maestro descendió de la furgoneta, se desató un clamor de entusiasmos. La *kale borroka* quedó en las pintadas de las calles. José Antonio trenzó el paseíllo envuelto en el capote de paseo de san Ignacio de Loyola, el símbolo de Azpeitia, piedra angular del poder jesuita en la Iglesia católica.

Cuerpo y transmutación

A lo largo y ancho de esta temporada, más que histórica, milagrosa, como el propio Morante la califica, se produce en él, cada tarde, una transfiguración alucinante. El 31 de julio de 2025 torea en Azpeitia (Guipúzcoa). Acaba de regresar de un viaje a París de puro capricho hedonista, una lujosa distracción para la cabeza después de la última corrida en la Feria de Santiago de Santander, donde volvió a ser el torero de la mala suerte en los sorteos. Desde la capital francesa arma la estrategia de ofrecerse a torear —donando sus emolumentos— la sustitución de Cayetano en el cartel de Roca Rey en Santander. El plan pretende, casi más que torear, exponer a la opinión pública la negativa del astro peruano a anunciarse con el maestro a partir de un punto de la temporada, después de haber firmado con mucha antelación unas cuantas corridas ya irrenunciables. RR acusó la pérdida del feudo de Pamplona a manos de Morante. Y ahora se bloquea, se equivoca —una vez más en un año errático— y entra al trapo de la táctica morantista de Santander con una negativa. MdlP sonríe desde París. La polémica estalla como antesala de la declaración de guerra total en El Puerto de Santa María por un inoportuno quite.

El rostro de Morante evidencia un cansancio plomizo en la mañana del 31 de agosto. Sin afeitar —la barba de varios días ensombrece su expresión—, vestido de calle, fuma en el balcón del balneario de Cestona, donde se alojan los toreros, a siete kilómetros de Azpeitia. La concentrada verdosidad del paisaje absorbe y anula incluso el sol. Pedro, a su lado en el balcón, prende también el pitillo de turno. Esperan la hora de la corrida que celebra a san Ignacio de Loyola. Conversan con el ruido de fondo del caudal del río Urola. Ya se ha sorteado y es casi la hora de almorzar. La vuelta parisina ha sido con escala en Bilbao para promocionar su tarde en las Corridas Generales —el 22 de agosto—, que nunca alcanzará por el percance de Pontevedra. El fotógrafo Aritz Arambarri, una ilusionante revelación en su gremio, le retrata sobre el ceniciento ruedo bilbaíno. Pese a la luminosidad de su ropa de civil —una florida camisa de ETRO, un canotier de paja— no hay luz en su expresión. Como contagiado de la ferruginosa tierra bilbaína.

Desde debajo del balcón del balneario de Cestona, el periodista saluda al maestro casi con un «ave, César». Y le gasta una broma sobre el miedo que provoca el balneario de noche —su hermosa decadencia, los amplios pasillos de sanatorio, un algo entre el hospital psiquiátrico de *Alguien voló sobre el nido del cuco* y el hotel de *El resplandor*, siempre con Jack Nicholson como nexo—. El maestro ríe la ocurrencia bajo la máscara del cansancio. Quizá la coña del psiquiátrico haya tocado el sentido del humor negro. Queda todo el mes de agosto con una intensidad tenaz. Las quince pastillas del tratamiento se reparten por todo el día vigilando los efectos secundarios. Viajan con un pastillero azul por toda España, la barra del equilibrista en la cuerda floja de la salud mental.

Pasada la hora del almuerzo y el sesteo, la ducha y el rasurado de la barba incipiente ejercen su poder de renovación, un primer paso. Una vez más, el proceso de vestirse transcurre como un rito, entre cafés y cigarros. El paso del humo por su boca, el pitillo en las manos, fija al torero en el aquí y ahora. El cuerpo desnudo de Morante dista de los cánones apolíneos, turgente en su redondez, con un punto fondoncito. El empaque de los cuarenta y seis años, digamos, y las consecuencias fluctuantes del tratamiento. La talla de MdlP, más juncal o más gruesa, siempre ha sido la exacta del toreo. El canon de la hechura. Ni apolíneo ni griego, perfecto. La piel morena de verde luna es la piel de un tambor por sus piernas, baqueteada de pitonazos, el mapa de la temporada. Define la distancia mínima a la que se pasa los toros. Morante ya no usa el calzón largo de algodón clásico de antes, y se siente más libre a pelo contra la taleguilla. El sudor formaba pliegues en el algodón. Cuando su primo Juan Carlos encaja del todo el vestido de torear, una maravilla de buganvilla y oro, su cuerpo parece otro. Sucede la metamorfosis de un cuerpo contorneado para el arte, ánfora de sonidos oscuros. Una torería voluptuosa, de Rubens. La figura de José Antonio, con el paso del tiempo, incluso con las fluctuaciones de peso, consecuencia del tratamiento en los últimos años, ha adquirido solera, un algo entre Antonio Bienvenida, Pepe Luis Vázquez y Rafael Ortega. No es tanto la exactitud de la talla, sino su contorno, el pecho, el encaje, el culo bajo. No fueron toreros esbeltos y, sin embargo, fueron los más toreros. Su caminar visto de espaldas evoca a Bienvenida, el poso en el paso de las hechuras, ese salir y entrar de la cara del toro, la sevillanía en los remates también. Su hija Paloma lo subraya en el coso azpeitarra: «Cómo me recuerda a mi padre». Cuando José Antonio pisa la cenicienta arena de Azpeitia, envuelto en el capote de san Ignacio de Loyola, la luz ha vuelto a su cara, donde resplandece el oro. La sombra de su mirada asomado al balcón del balneario de Cestona ha desaparecido. Su rostro irradia una energía renovada, un brillo nuevo, la transfiguración del hombre en dios. Los versos de Rafael Duyos a Fernando Domínguez encajan como un guante en Morante de la Puebla: «Nació con el poder mágico de transfigurarse a tiempo delante del toro bravo».

La transfiguración de Morante se completa como tantas tardes de 2025, en el filo de la derrota, en el límite del abismo. Renace ante el toro, cumpliendo con su destino. La secuencia gráfica de la habitación al ruedo asombra.

El regreso a Sevilla

El relevo de Ramón Valencia por José María Garzón sucede el 22 de noviembre de 2025 como política de hechos consumados. La salida de la empresa Pagés —casi cien años al frente del coso del Baratillo— se produjo, después de envenenarse la relación con varios pleitos de torpeza y soberbia, con un escueto comunicado de cuatro líneas y sin mención alguna: «La Junta General de la Real Maestranza de Caballería de Sevilla ha designado a don José María Garzón como empresario de la plaza de toros de Sevilla para los próximos cinco años». Ramón Valencia, incluso con todos sus déficits, dejaba una plaza en perfecto estado de salud, nueve carteles de «No hay billetes» pendiendo de 2025. Garzón, un soplo de aire fresco en el anquilosado panorama empresarial taurino, un agitador de ferias —Santander o Málaga, como ejemplos más recientes—, se encontraba a priori, tras años de encomiable lucha y sucias zancadillas, con la temporada de su debut en la Maestranza sin Morante. Es decir, sin el amo de las llaves del cofre del tesoro: cinco de esos nueve «No hay billetes» llevaron la firma del maestro de La Puebla. Y por eso viaja en su busca a Marinha Grande, en Portugal, antes de que diciembre pase página, cuando el glorioso año de 2025 encara su recta final. Cenan juntos en la casa setentera de los padres de Pedro —con Álvaro Núñez por testigo— y quedan citados a la vuelta de las Navidades, después de la fecha de Reyes Magos, el 7 de enero. Garzón empieza a dormir con Orfidal en la cuenta atrás, y el maestro, a deshojar la margarita entre muchas dudas, desasosiegos, tiras y aflojas con su apoderado —no menos con el doctor Sampaio—, la necesidad de torear, la presión del sector y el ego. Que también juega: «Soy consciente de mi peso en el toreo», dirá. La oferta será, más adelante, pero no esta noche, frondosa en tardes. Ni siquiera hablan de dinero. A Morante no le mueve la ambición económica. Esa posición de dominio absoluto sobre la fiesta de los toros no la ha ocupado siempre José Antonio, seguramente nunca hasta los últimos cinco años. Y, sin embargo, no abusa de ella.

Morante «reaparece» en Verona (Italia) el 13 de diciembre, visiblemente más delgado y rejuvenecido —un retoque estético corrector—, para recoger el Premio Ópera Taurina del Club Taurino Italiano. Torea de salón a la verónica en la Arena de Verona, el anfiteatro romano, circo que reverbera un temblor de siglos. Recuperado de una lesión ósea en el tobillo, consecuencia de alguna de las múltiples volteretas de absoluta entrega o alguna de las escapadas por la gatera del loco lance con sólo medio capote para parar los toros, ya se prepara desde algún tiempo. La cuestión ya no es si José Antonio reaparecerá en 2026, sino cuándo lo hará. Gana el Premio El Mundo de Tauromaquia 2025 por «su histórica temporada y el admirable ejercicio de superación de la quiebra de la salud mental». Ante la concesión por insólita unanimidad de la Oreja de Oro de RNE —tercera de su carrera y candidata también a ser pintada de dorado como las otras dos de 2021 y 2022—, declara que desearía que el 12 de octubre no fuera el adiós definitivo: «Me gustaría que fuese un punto y aparte, no un final. Es mi esperanza, mi lucha y mi ilusión, pero nunca se sabe. Estas cosas de la cabeza no son tan fáciles y es una lucha interior muy fuerte que arrastro desde los veinte años. Pero ojalá pronto pueda estar con todos vosotros, que es lo que a mí me gusta, y ofrecer mi mejor versión para que ustedes la valoréis y hacer posible otra Oreja de Oro». Entre el humor y el clasicismo, valora el trofeo con el que siempre soñó desde niño, cuando escuchaba el programa *Clarín* los domingos por la noche.

El 7 de enero José María Garzón viaja a La Puebla para insistir en su propuesta frondosa. Lo necesita como la tierra el agua y el sol ante su debut como empresario de la plaza de la Maestranza. Se hacen una fotografía juntos, caminando, de espaldas a la cámara. «Como el Rey [Don Juan Carlos] y Suárez», dice el torero. Pedro

J. Marques se encarga de plasmar el momento a petición de Morante y Garzón la sube a su estado de guasap con una palabra: «Soñando». La afición de Sevilla y España entera lo da por hecho cuando el nuevo empresario de la Maestranza convoca una rueda de prensa días después. Él mismo piensa que podrá anunciar algo. Pero no hay respuesta desde La Puebla. En la conferencia con los medios sevillanos —12 de enero—, apenas puede anunciar las líneas generales de la temporada, un descuento del 10 por ciento para los abonados, la recuperación de La Venta de Antequera y la fecha del Corpus, obsesión del maestro pero que sin él naufragará. Del ansiado regreso de Morante, poco que contar. A estas alturas ha esbozado dos ferias, un borrador sin el genio y otro con él: «Será cuando quiera», suena en su boca a pura ansiedad. Una bengala de auxilio. Hasta tal punto resulta vital su presencia en la nueva etapa empresarial de Sevilla.

Mientras, Pedro jura y perjura que ha convencido al maestro de que no toree, si acaso la Goyesca de Ronda en septiembre… De tal modo lo afirma, tan seguro, que este último capítulo del libro habrá de reescribirse. O lo dice para congraciarse con el periodista, siempre partidario de no torear en 2026 ni precipitar el regreso. O lo hace como señuelo para despistar el camino informativo. O simplemente responde con sinceridad a su día a día, a la realidad de las dudas, los cambios —lo que una mañana es blanco, a la noche es negro—, la incertidumbre y los temores. Esto lo desconocen quienes extienden el manto de la sospecha de un plan preconcebido, una estrategia publicitaria. Escriben a ciegas: la volatilidad de Morante también es inalcanzable, como su genio y su caos, que lleva el sello de Rafael el Gallo, el goterón gitano, ese anclaje en el que nadie repara. Sabe, sin embargo, que cuando reaparezca será para pisar el mismo terreno donde explotó en 2025. Y es consciente de que le van a esperar no pocos con las escopetas cargadas.

Sus imágenes, vestido de corto, capote en mano, más fino y encajado —se nota mucho la rebaja del tratamiento psiquiátrico que lo desinfla—, presentando los encierros y novilladas de las fiestas de San Sebastián junto a la alcaldesa de La Puebla, contribuyen al disparadero de los rumores. Vuelve a encontrarse casualmente con Garzón en la cafetería Donald vendiendo entradas con Mariano García, el dueño del clásico establecimiento, para las novilladas sin caballos en una caja de puros. Sabor hasta para cuidar los ínfimos detalles. La expresión de su rostro, también su luz, dista un mundo del antifaz de tristeza de los últimos días de octubre. El marco de la fotografía que había despertado tanto entusiasmo lo puso la finca portuguesa de Álvaro Núñez, y fue tomada el 10 de enero de 2026. Once días después, el 21 de enero, estalla la noticia: «Morante de la Puebla reaparecerá el Domingo de Resurrección en Sevilla», adelanta en primicia *El Mundo*. A mediodía, frente al despacho de la Maestranza, Morante se planta ante Garzón con los brazos en cruz, risueño y coñón: «¡¿Y ahora qué hacemos?!». Respira el empresario todo el aire de Sevilla de una tacada, temeroso de que se enfadara por una noticia que de él no había salido. No hay cabreo y sí trato. Sólo faltaba firmar. Lo hacen al rato, otra vez sin hablar de dinero, en el bar Taquilla: Resurrección, dos tardes en la Feria de Abril, el Corpus y «un hueco en San Miguel» (matiz que faltaba por aclarar). Y un recado con mensaje para Roca Rey: cambia la corrida de Matilla para el Domingo de Resurección por la de Garcigrande, ganadería que dista mucho del gusto del astro peruano.

Y, después de Sevilla, según las sensaciones, Dios proveerá: «No sé hasta cuándo [torearé] ni en cuántas plazas ni el número de festejos. De momento, nos hemos puesto esa ilusión de Sevilla y esperemos que poco a poco vayan surgiendo más cosas. Me tengo que probar y me tengo que ver», declara Morante. Poco después, en un nuevo giro de guion, empiezan a conocerse plazas —Jerez, Nimes, El Puerto, Zaragoza...— donde toreará el genio imprevisible.

Exactamente un día antes de la rúbrica de su vuelta había dibujado el toreo, firme y seguro, como un junco, en su cuartel general de Portugal, en casa de Álvaro de nuevo, en el sitio exacto donde hacía un año, un frío 4 de enero de 2025, Morante de la Puebla se buscaba a tientas, entre tinieblas, sin encontrarse. Visto desde la perspectiva que concede el tiempo, todavía cuesta comprender cómo aquel hombre quebrado levantó sobre sus hombros una temporada colosal, un año de faenas memorables, una epopeya gigante. La campaña inalcanzable de un genio herido, contra toda lógica, contra sus demonios y sus miedos. Lo sucedido forma ya parte de uno de los capítulos más grandes de la historia del toreo.

Tres entrevistas clave

Cuando Morante de la Puebla habla, conviene escuchar. Como cuando torea. Habla y torea la historia. A lo largo de los últimos años han sido muchos los encuentros en los que ha expuesto su visión, sus sentimientos, sus miedos. De entre todas las entrevistas, tres se produjeron en momentos clave: dentro de la última tarde de las cien de 2022, inmediatamente después del hito del rabo de 2023 en Sevilla y antes de la histórica Feria de San Isidro de 2025.

Estar en el sitio exacto no es cuestión de brújula, sino de instinto para leer a Morante. Que siempre se prestó al juego de mostrarse y enseñar la gloria o la herida, su intimidad. Miramos donde había que mirar. Su inhibición fue nuestra suerte. Un día le agradecimos el trato, la generosidad, el regalo de dejarnos entrar hasta la cocina. «Cómo no vas a entrar hasta la cocina, si tú eres el cocinero», respondió José Antonio. Su generosidad contribuía a acercar el toreo al gran público, a las nuevas generaciones, desde ángulos distintos. El maestro despliega a través de su palabra la esencia de su filosofía y también su vulnerabilidad, el temor de su cabeza y el temblor de sus sueños. Incluso sus obsesiones por el estado de los pisos de plaza y la llanura de los ruedos o el tamaño XXL del toro actual, a contramano del arte, como contrapeso de la extraordinaria definición actual de la bravura.

Si todas las entrevistas de Morante pasaran por un colador, caería un libro de axiomas tipo «Marcial ha dicho…» (de Ángel Alcázar de Velasco). «Si te crees el miedo, el miedo te atrapa». «Lo que sucede no es más que lo que sucede». «La clave para sostener

155

la regularidad en una temporada de cien tardes ha sido volverle la espalda al culto al miedo». «Los toreros pasan y los toros siguen. No me gusta que los morantistas digan que el día que me retire ya no irán a las plazas». «Definitivamente, no me gustan los indultos».

Cada una de estas tres entrevistas es un capítulo de la epopeya morantista, un viaje íntimo a las entrañas del genio.

1. **Dentro de la tarde cien (2022)**. Exhausto, pero lúcido. «He toreado contra el tiempo y contra mí mismo», confesó. Era la voz de un hombre que había convertido la cantidad en calidad, convertida la regularidad en un desafío artístico estratosférico.

2. **Tras el rabo de Sevilla (2023)**. Después de la Puerta del Príncipe y la gloria absoluta, habló con la serenidad de quien sabe que ha tocado el cielo y el miedo al «ahora qué». Sevilla lo consagró, pero él se mostró más humano que nunca, sin ambición de ser un mito tras el hito.

3. **Antes de San Isidro (2025)**. En vísperas de la feria más esperada, tras las cuatro antologías de Sevilla, dejó caer su obsesión por la pureza: «El toreo no puede perder su esencia. Si se convierte en espectáculo sin verdad, se muere». Era un manifiesto, una declaración de guerra contra la banalización. Todo es rito en Morante, o no es nada.

29 de octubre de 2022
Dentro de la última tarde de las cien de Morante
«Le he dado la espalda al culto al miedo»

La cita es en el hotel Ocurris, más hostal que hotel, enclavado en el mismo centro del luminoso pueblo de Ubrique. Por el fondo oscuro del pasillo de la segunda planta, aparece Morante de la Puebla, el torero del año, un torero de época, de otra época quizá, recién duchado, envuelto en una toalla blanca, el torso aceitunado desnudo, descalzo por el frío suelo de baldosas, el móvil asomando por la cintura, un café solo en la mano y peinado como una estrella de Hollywood de los años cincuenta. Le falta una caracola en la frente. Sonríe y bromea: «El pueblo es bonito, no tiene nada que ver con Jesulín».

Hay un cambio de planes y de habitación. De la 211 a la 202. Afronta su tarde número cien —en la que dictará su enésima obra maestra, constatamos luego— de una temporada histórica, memorable. Quiere que la conversación fluya mientras se enfunda por última vez en 2022 el vestido de luces, un terno negro de hilo blanco. El privilegio de la inmersión en su intimidad es nuestro, de los lectores de *El Mundo*.

Morante no ha conquistado sólo la cima de una estadística, sino una utopía: la regularidad en el arte. Para poner en situación su proeza conviene refrescar la actualidad de un mapa taurino empobrecido. El poderoso Juli lideró el escalafón en 2019 con cuarenta y tres corridas; los más recientes referentes en la estirpe del arte, los mitos de Paula y Romero, ni se acercaron a una cifra parecida. Curro firmó su récord en 1973 con cuarenta corridas y Rafael de Paula sumó cuarenta y una en el 75, cuando reinaba el

157

Niño de la Capea rondando los noventa festejos en los escalafones de esas temporadas.

Del pecho de Morante no cuelgan medallas ni cadenas de oro, ni santos ni vírgenes. Habla sentado en un sillón todavía con la toalla, antes de calzarse unos calzones de algodón. Otra distinción en un tiempo en que los diestros usan pantis de nailon bajo la taleguilla. El proceso de crisálida es lento, como su toreo y su palabra.

A sus cuarenta y tres años y veinticinco de alternativa, ¿ha sido la temporada soñada?

Bueno, hoy [por el sábado] se va a cumplir el objetivo más difícil, que era llegar a las cien corridas. Después de veinticinco años, de estar muy visto, entre comillas, el público me ha requerido y se han dado las circunstancias para alcanzar las cien. A veces, soñándolo en voz alta, le susurraba el proyecto a Pedro [su apoderado], que se puso manos a la obra conmigo en la sombra. Las empresas se interesaron y, con un poco de esfuerzo en cada uno de nosotros, emprendimos el camino hasta la cima.

Al margen de ese interés empresarial, usted subrayó que aspiraba a devolver la fiesta a los pueblos con una estrategia expansiva contra el elitismo reinante.

La tendencia de las figuras a no comparecer en los lugares de menos responsabilidad, menos público [léase también menos dinero] y menos entidad era peligrosa. Y a mí me preocupaba. Como me inquieta el futuro. Soy un torero que está en la madurez, ya casi a punto de que pase. Para torear cien corridas hay que ir a los pueblos, anunciarse con compañeros inusuales y matar ganaderías que no se matan. Había que ir en contra de la corriente. Me encuentro satisfecho.

Donde dice madurez podría decir plenitud, viendo su temporada...

Sí, pero hay que ser consciente de que la naturaleza no perdona. Cada año que pasa es un año más, y el toro siempre sale con la misma edad. El sufrimiento que uno acumula también se hace más longevo, y me lleva a preguntarme hasta cuándo. Es difícil pensar en dejar de torear. La genética me ha tratado bien. Luzco abundante pelo [risas], tengo fuertes las piernas y una buena complexión física. Psíquica no tanto [vuelve a reírse]. Es un hecho inédito que en la actualidad cuente, en el plano artístico, con más atractivo que nunca: con una trayectoria como la mía lo normal hubiera sido pasar a un plano secundario. Y, sin embargo, soy cabeza de cartel. No sólo he mantenido la ilusión en el aficionado, lo que implica una continua renovación, sino que he ido a más. Me sorprende el caso, seguir sorprendiendo un cuarto de siglo después.

A principios de año sufrió tres volteretas muy duras. ¿Temió no llegar a las cien?

Especialmente en La Línea, el día antes de Resurrección. Sentí que se partía el hombro. No soy hombre de números pero sí de lógica. Y pensé: «Aquí se acaba la historia». Todavía sigo resintiéndome [y se toca la articulación derecha, frunciendo el ceño]. A Sevilla llegué muy dolorido, infiltrado, inseguro. Si daba un pasito atrás, moría el sueño. Había que hacer el esfuerzo y tirar hacia delante, no acostumbrarme a la renuncia. O se escaparían las cien tardes.

De todas las grandes faenas en plazas clave [Sevilla, Madrid, Pamplona, Salamanca…], ¿con cuál se queda?

Me quedo con que todas han sido diferentes, y para mí en eso reside una importancia fundamental. Da la dimensión de no ser un torero preconcebido. La inspiración, la variedad, la distinción de cada faena, es vital. Y es lo que me ha conducido a este momento. De todas, la que más me emocionó fue la de la Beneficencia de Madrid, que es una plaza muy difícil. Anduve cerquita de la Puerta Grande, un anhelo pendiente.

¿Creía que a ciertas alturas eso importaba menos que cuajar de verdad un toro?

Hombre… [chasca la lengua contra el paladar]. La plaza ya la vi desde arriba, en un festival en el que salí a hombros de novillero. Después, en cuatro tardes la espada frustró la Puerta Grande. Esta vez ya estaba dentro, faltaba tan poquito… Si dijera que me da igual, sería un falso. Me gustaría pasear por ahí arriba a hombros.

[Su primo Juan Carlos, el mozo de espadas vitalicio, pelirrojo y solícito, que armó la silla al principio de la entrevista y preparó los esparadrapos como espinilleras, atiende el requerimiento de darle al maestro las medias y la camisa blancas. El corbatín rojo como el fajín, la taleguilla negra, el chaleco de oro, todas las piezas irán encajando en el puzle del ritual al que asistimos desde el asombro. Hasta que Morante de la Puebla alcance esa apariencia de Dios en la tierra, capaz de dotar de torería una regularidad impensable. Durante el año, tardes aciagas han sido las menos. Y no por falta de toros dificultosos (su bajío en los sorteos es manifiesto), sino por su disposición y capacidad. Que lo elevan como el torero de arte más poderoso de la historia. «Es verdad que otras temporadas esas broncas se han repetido más. Alguna ha habido. Pero he notado que el aficionado y el público me han tenido respeto cuando las cosas no han salido».]

¿Y no será que esto se debe al compromiso transmitido, tanto en el planteamiento de la campaña como ante el toro?

Sí, sin duda, así lo siento. Y el reconocimiento de los compañeros. Por torear con algunos que otros no dan cabida, por matar algunas ganaderías que tampoco tienen hueco, por ir a los pueblos…

¿Sería «generosidad» la palabra para definir su año?

Pero es una generosidad que hace falta. Es lo justo, aunque no sea cómodo. Eran caminos que en la antigüedad se trazaban con más normalidad. Los toreros pasan y los toros siguen. No me gusta que los morantistas digan que el día que me retire ya no irán a las plazas.

Debajo de toda su tauromaquia subyace un valor sin fisuras, no tan ostensible como en otros; el valor para torear tan ceñido, asentado y despacio a tantos toros.

160

Al igual que generaciones anteriores, también le he concedido mucha trascendencia al culto al miedo. Nos educamos en Juan Belmonte, un ser muy espiritual, melancólico y oscuro. El miedo suponía una continua rumia en su cabeza. Corrochano escribe en su libro *¿Qué es torear?*: «Si tienes miedo, no seas torero». Joder, este tío lo que me está diciendo es que no piense en el miedo. Así que he pretendido hacer algo tan difícil como darle la vuelta y cultivar el culto al valor. La clave para sostener la regularidad en una temporada de cien tardes ha sido volverle la espalda al culto al miedo.

¿A toros duros como los que saltaron en Dax o Bilbao, otrora inabordables, les halló faena y extrajo su fondo?

Son toros que asustan. Te asustan si vas predispuesto al susto. Si no le das importancia al susto... Tú te debes decir que lo que sucede no es más que lo que sucede, y lo que no sucede es que no existe: el miedo. No me he afligido en los sustos como otras veces. Si te crees el miedo, el miedo te atrapa. Es cierto que también los toros me han respetado.

[Durante la conversación, la mutación de hombre a caballero andante ha seguido su curso, que culminará con la chaquetilla y la castañeta. A Morante le pusieron la camisa, se subió las medias y, ahora, le ajustan la taleguilla, esa subida que duele. Al apretarle los machos caen algunas morillas que suenan como perlas botando en las frías baldosas de la habitación 202. La hora de pisar la última plaza se acerca imparable. Por la ventana entreabierta entra un aire leve, la luz de la tarde].

Abruma el número de toros que ha cuajado a la verónica.

En realidad, tampoco he toreado tantos toros bien con el capote, aunque haya habido varios. Lo que sí es cierto es que le he plantado cara a un gran porcentaje. Les he sacado los brazos y me he quedado quieto.

¿A qué llama entonces torear bien con el capote?

A algo más profundo, que no siempre sale.

Suele estar siempre muy bien colocado en la lidia, en la plaza, presto al quite.

No se estila, y eso me enfada con los compañeros.

Sus cabreos más sonados han sido por el mal estado del ruedo en Madrid y San Sebastián.

En un lado estaba muy duro y en el otro era un patatal. Para mí es un problema, sencillamente porque lo es para el toro.

A los diez vestidos que ha estrenado este año les ha dado un sello personal: una camisa verde bastaba.

Siempre con un respeto al mundo antiguo del que venimos. La guinda del pastel. Un toque que da distinción.

El vestido bicolor del centenario de la plaza de Pamplona y el de la Goyesca de Ronda se hacían especiales incluso en su especialidad.

El de San Fermín no lo iba a usar más y lo doné al Gran Hotel La Perla, y el rondeño lo basé en el que usó Rodolfo Valentino en *Sangre y arena*, la versión de cine mudo, claro.

Es un estudioso del pasado.

Más que estudioso, aficionado. Me gusta que las cosas no se pierdan.

Su tauromaquia es un archivo de invocaciones añejas.

El público también lo agradece. Y se interesa por personajes que desempolvas. La historia de José [por Joselito, el Gallo] estaba muy perdida, y es maravillosa.

Usted es un gallista que se explica por Belmonte.

Lo de José era inalcanzable y Belmonte lo asienta. Todo en él es despaciosidad, lentitud. Es una forma de entender el toreo por la belleza.

Ha entrado en el Club de los Cien: Gallito, Belmonte, Benítez, Espartaco, Ponce...

¡Y Jesulín! [Ríe de nuevo]. Además, tiene el récord [161 corridas en 1995].

¿Y el año próximo qué pasará, maestro?

Eso venía pensando. A este hombre, que me va a hacer esa pregunta, ¿qué le digo yo? Como no me gusta repetirme y no sé si voy a torear más o menos, le voy a dar una noticia: no voy a anunciarme hasta Sevilla. Y así me doy tiempo para meditar. De Ubrique a Sevilla. De momento a ver qué pasa hoy.

Sevilla, 1 de mayo de 2023
Morante, tras el hito del rabo
«No quiero ni pretendo ser un mito»

Un ligero viento ha extendido un manto de hojas nazarenas en círculos alrededor de la jacaranda de la placita de Molviedro. Por el fondo de la calle Castelar, el sol de la mañana siluetea la figura de un hombre que camina acompañado. Trae consigo el corazón de Sevilla, el eco de una multitud y el rostro cansado de quien está haciendo la historia. A Morante de la Puebla se le ha puesto cara de estatua, bronce de otro tiempo.

Viene vestido de domingo, siendo lunes 1 de mayo. De niño bueno que no ha roto un plato. Chaqueta de difuminados cuadros azules, pantalón rojo y unos zapatos negros de hebilla dorada que refleja su mentón. Ese mentón que clava verónicas en su pecho. Gasta un paso de pereza, un garbo agotado, una desidia de sombras. La primera comunión de su hija Lola en La Puebla no ha concedido descanso a su cuerpo agitado de glorias. Fijó el 26 de abril de 2023 en el calendario del antes y el después. Año cero de Morante.

Sucedió a la caída de la tarde de aquel día la última procesión de la Semana Santa, las calles cortadas por gente que coreaba su nombre espasmódico, meciéndolo desde la Maestranza al hotel Colón. Morante acababa de forjar una faena inalcanzable, la lidia absoluta en la fragua de la belleza; la reinvención del toreo improvisando planos viejos como si fueran nuevos; la rendición de Sevilla encaramada en lo más alto de la historia: dos orejas y rabo, la Puerta del Príncipe esperada desde 1999 y el Guadalquivir a sus pies, bendiciendo Curro y Rafael al último artista de su estirpe.

164

Desde entonces se ha refugiado, exhausto, en la familia, en ese rincón de la marisma donde a los niños les hacen sonajeros de arroz. Esta es su primera entrevista tras el hito. La tarde de leyenda en su palabra. La palabra de un hombre antiguo, el torero más grande sobre la tierra.

¿Qué fue aquello?

[Arrastra los pensamientos como la muleta]. Bueno… Lo viví… hombre, con emoción. Uno nunca piensa en cortar un rabo en Sevilla. Piensas en las tres orejas y la Puerta del Príncipe, y ya se me va muy largo el pensamiento [sonríe]. Tampoco me gusta pensar tan alto. Ni con tantas aspiraciones. Cuando aquello sucede… Pues la verdad es que te sorprende. Y, sobre todo, lo que más te emociona es la emoción del público, más que la tuya propia. Esas caras de felicidad, esas lágrimas, me conmovían.

Y esa procesión por las calles como una manifestación de asombros.

La policía no quería que la multitud siguiera cortando el tráfico. Pero a la gente resultaba imposible pararla. Hubo algunos altercados y los agentes cedieron. Me acordaba del puesto de melones de Juan Belmonte. De aquello que avisaban cuando toreaba para que despejaran los puestos ambulantes [por el tsunami presentido de la salida a hombros]. Hubo un momento en que no cabíamos por la calle, y las motos aparcadas caían al suelo como fichas de dominó. Las mujeres se asomaban a los balcones aplaudiendo, y todo eso que huele a Sevilla y a otros tiempos.

¿Conserva un recuerdo nítido de la tarde o es una nebulosa?

Yo, que suelo tener mala memoria, sí que recuerdo grandes partes. Sobre todo, con el capote. A la hora de parar el toro, de hacerle los dos quites, la faena de muleta, la estocada. Creo que fue un buen toro. Un toro noble que me permitió sacar lo mejor de mí.

Hay un punto en la lidia anterior, en el formidable saludo de Juan Ortega, en los quites con él, que pareció funcionar como una espoleta. Pa-

rece que en cuanto asoma un presunto heredero del trono, Morante enciende el botón de la demolición.

[Vuelve a sonreírse]. Es mi deber. No lo hago con la intención de demoler nada, sino de fomentar la rivalidad, que tan importante es en el mundo del toro y en todos los mundos competitivos. No hay ánimo de derrotar a nadie. Uno siente el toreo y se siente gallo en su corral, y ve que uno está haciendo algo bien y lo quiere mejorar. Cuando he entrado en liza en toros de otros compañeros, les ha favorecido. El público pasa a un estado más vibrante y receptivo. Lo hago, es cierto, para hacerlo mejor que nadie. Pero siempre para dotar de argumentos al toreo.

¿Vio pronto a Ligerito, el toro de Domingo Hernández, garcigrande de Concha, legado de Justo?

Sí, muy pronto. Cómo metía abajo la cara en los burladeros. Y esa es una señal. De lo que va a hacer luego en los trastos, en el capote.

Y con el capote sucedió una antología. Una reinvención del toreo más allá de la verónica, una sublimación de suertes como la tafallera o la gaonera, interpretada como es, fue y será.

Sí, en aquel momento estaba, llamémoslo, en vena. Y quería hacer cosas que nunca había hecho. Tenía la oportunidad de sorprender y a la vez hacerlo con sentimiento. Son quites más rápidos y alegres, y quise imprimirles algo especial. Quedaron bastante bien, creo.

Qué difícil es salir en tromba y conjugar la lentitud; tener hambre y comer despacio.

[Ríe abiertamente]. Eso decía el maestro Romero. Contener las ganas. Había que comprimir el impulso en la despaciosidad, en un sentimiento acompasado. La verdad es que el toro embestía despacio.

De la faena de muleta se ha dicho de todo. Que si la mejor faena de la historia, la de su carrera… Todo estratosférico. ¿Usted qué piensa?

166

Yo no pienso nada. Es difícil. Eso de la mejor, la peor. Fue una faena muy completa —con la muleta y en su totalidad con el capote— y pude estoquearlo bien.

Una voz sabia como la de José Luis Lozano sostiene que explicó en diez minutos toda la tauromaquia, un tratado de perfección.

Encerró mucha cultura y mucha historia. Lo dice alguien con una cabeza muy especial.

El año pasado, en San Miguel, ya pudo conquistar el rabo con el toro de Matilla; el presidente manifestó que tenía los pañuelos en la mano...

Esto ha sido más rotundo.

¿Se le pasó por la cabeza en algún instante la posibilidad del indulto?

Escuché un poco al público. Sinceramente, nunca he indultado un toro. A lo mejor nunca me ha salido un toro de indulto. Pero el del otro día, si lo hubiese provocado, podía haber pasado. No me gusta, sin embargo, caer en lo fácil. Definitivamente, no me gustan los indultos.

¿Y en qué instante se dijo «voy a por el rabo» como única posibilidad ya de descerrajar la Puerta del Príncipe?

Más que por la propia Puerta del Príncipe, cuando monté la espada pensé: «Si lo mato bien, le puedo cortar el rabo». O al menos lo van a pedir. Lo maté bien y pude cortarlo, ese rabo tantas veces cantado por muchos. «Tú eres el único torero que puede cortar un rabo en Sevilla», me decían entre esto y lo otro. Pero lo difícil es que se dé. Y que se complete después de cincuenta y dos años.

En la plaza se daba un cuadro: usted arrebolado de arte, en el tendido Curro Romero y en el callejón Rafael Paula.

Estaba bien custodiado. Pensé en brindarle el toro a los dos juntos. Pero estaban tan separados que reflexioné: «Desde que voy a uno y vuelvo al otro, se va a difuminar la intención del brindis».

Hubiera sido bonito por todas las tardes que han regalado a la afición de Sevilla. Y al mundo del toro.

Le llamó Romero, contó García Reyes.

Sí, me llamó para darme la enhorabuena y todo eso que salió en la prensa. Me confesó que todavía estaba soñando con las verónicas. Le contesté que con ellas me acordé mucho de él. De su primera época, de aquel vídeo del vestido blanco y plata con cabos negros, cuando cogía el capote un poquito más grande. Fue muy cariñoso conmigo y se lo agradecí mucho.

A Rafael, aunque luego se descuelgue con manifestaciones extemporáneas, le entregó el rabo.

Sí, sí, sí [ríe]. Como siempre me está azuzando, pinchando, no criticando, sino que es una riña en su forma, se lo di: «Ahí llevas el rabo, anda, para que no me digas más *ná*».

¿Qué le entra por el cuerpo cuando escucha que es el torero más completo de la historia, que se ha encaramado en lo más alto?

Son cosas muy fuertes. Procuro no leerlas para no venirme abajo. Es difícil ahora mantener el tipo. La última tarde de esta feria, después del lío, yo pensaba: «¡Qué tarde más complicada! ¿Y ahora qué hago?». Tampoco es fácil escuchar tantos elogios y piropos. Lo que ha pasado es un suceso.

Asume ya ser un mito del toreo.

Yo no lo asumo. Yo no quiero ser un mito. No lo pretendo. Soy torero y me gustaría estar el tiempo que haya que estar aquí manteniendo el tipo. Luego, se acabará todo y ya dará igual.

Y ahora Madrid.

Es un compromiso muy fuerte. Es una plaza muy exigente. A ver qué pasa. Ojalá haya suerte y pueda estar bien. Nunca se sabe.

Le falta una Puerta Grande, que desea, en su currículo, y del último rabo [Palomo, 1972] hace cincuenta y un años...

No pensemos en el rabo porque Madrid es muy celosa. No pretendo nada más que contentar a los aficionados.

Utrera, Sevilla, 4 de mayo de 2025
Morante en su refugio de la Malvaloca
«Un torero sin memoria es un álbum sin fotos»

Las nubes negras sobrevuelan veloces los campos verdes del término de Utrera. El viento del oeste que las empuja agita las espigas, seca la tierra húmeda y se afila contra una cruz de granito del siglo XIV clavada en lo alto de un cerro. Vigila la finca, sinuosa de caminos y laderas. Morante de la Puebla otea sus dominios sobre un caballo tordo, desde su montura española, enfundado en un traje de corto gris inspirado en Gallito, agarrando una garrocha que fue de Belmonte. Una amalgama de viejas tauromaquias vuelve a darse en él, último cabo del hilo del toreo. Las chorreras de la camisa blanca asoman por debajo del barbuquejo que asegura el sombrero cordobés en ese mentón hecho de verónicas; los zahones de cuero lucen la «M» de su hierro, las espuelas de plata gastadas; el gesto serio, belmontino, señalando con la barbilla Gómez Cardeña. No queda lejos.

El día transcurre plomizo, entreverado de lluvias. Toda tempestad siempre pasa. Como pasaron el invierno y la oscuridad. Morante ha disipado las tinieblas, ha vuelto a la luz entre ellas, otra vez de pie en los ruedos. Asombró Sevilla el 1 de mayo, hendió otra muesca en la culata de la historia. Y deslumbró, otra vez, cuatro días después a esta plaza que acude expectante a verlo y no siempre sabe verlo. Asusta la pureza con que se entrega al toro; hay algo sacrificial, de inmolación, en ese ofrecimiento absoluto de su cuerpo. Y emociona contemplar de nuevo el toreo. Como fue, es y será. Concienciado, responsabilizado, resarcido el ánimo. «Me arrepiento un poco de haber llorado. "Los toreros no lloran, cojones, los toreros no lloran", me repetía por dentro. Pero es tanto el sufrimiento que llevo conmigo…», confiesa el maestro mientras se aprieta la frente. Un gesto que repite con frecuencia de metrónomo. El tratamiento de la enfermedad ha causado algunas dentelladas en su memoria. Lo asume, pero le ruboriza el olvido, le duele el blanco de cuando todo se funde en negro. Sabe que un artista es la huella de sus obras. La historia del arte está hecha de sustratos memorísticos. La suya vive en nosotros, custodios de su leyenda: «Un torero sin memoria es como un álbum sin fotos».

Llegó Sevilla, salió el sol y se hizo la luz del toreo: otra fecha para la historia.

[Sonríe tímidamente]. Para el recuerdo. La recordaremos sobre todo por haber parado el toro a una mano. Nunca lo había hecho en la plaza, alguna vez en el campo. Es difícil que salga bien. Hubo otras cosas interesantes.

Y sobre todas, el compromiso.

Sevilla hace que se remueva el cuerpo por dentro. Uno intenta sacar la máxima torería, todo el sentimiento. Sabes que asiste un público que lo valora.

Pasamos del «¿Qué más queréis?» de Resurrección a…

[La carcajada interrumpe, resuena en el salón]. Es que Sevilla también tiene sus días como los tenemos todos. El público estuvo ese domingo muy expectante, pero poco emocionado. Y, claro, ante esa actitud uno se enfada con Sevilla y con la madre que la parió… [Vuelve a reír con el espíritu alegre, y ésta es una noticia impagable a lo largo de todo el encuentro].

Cuando usted desempolva suertes añejas, todos nos ponemos a especular y no siempre damos con la clave del origen. ¿Ese saludo con el capote a una mano desde dónde viaja?

Hay unas imágenes fabulosas de Joselito [el Gallo] en Madrid, en la corrida de los seis toros de Martínez. Pero aquello se basaba más en el estilo de Reverte, que paraba el toro con el capote echado al brazo. Y lo que yo hice fue torear a una mano. Me atrevería a decir que fue algo único. Nace de mi afición, de rebuscar en uno mismo tauromaquias lejanas.

No sé si será casualidad, pero cada vez que le anuncian con los supuestos herederos [Ortega y Aguado] los coloca en su sitio. [Da igual, porque cuatro días después manda a por tabaco a dos figuras consagradas, Manzanares y Talavante].

[Una sonrisa sonora ilumina su expresión]. Son tardes en las que uno se aprieta incluso más, si puede. Es un asunto de orgullo, de torero. Los admiro, que conste, pero cuando te ponen en Sevilla con dos «supuestos herederos», como usted dice, uno hace lo posible para, para… [no halla la palabra].

Para dejar claro de quién es el trono.

Bueno, se intenta. Otras veces no sale. La fortuna se puso de mi lado.

Cuando se echó el toro y se desató el clamor del triunfo, lloró como un niño.

Es algo de lo que me arrepiento un poco. Yo me decía por dentro: «Los toreros no lloran, cojones, los toreros no lloran». Pero, claro, es tanto el sufrimiento que llevo conmigo, en mi angustiosa enfermedad, que a veces uno no se puede reprimir. Volvía a repetírmelo: «Los toreros no lloran, no llores» [muerde la frase como si la quisiera reprimir], pero me embargó la emoción por todo lo que voy pasando para seguir viviendo.

[No es la intención de la entrevista detenerse y ahondar en su grave enfermedad —un trastorno disociativo de la personalidad—, pero sí conviene pararse en una consecuencia del mal mental. O del tratamiento psiquiátrico. La pérdida de memoria, las lagunas de los recuerdos. Un artista es su memoria, el museo de sus obras. El baúl de la historia de Morante rebosa hitos inolvidables: la faena al toro Cacareo en Bilbao (2011), la antología que desplegó en Valencia mano a mano con el Juli (2005), la faena histórica del toro Pelucón en la Beneficencia de Madrid (2022), la inalcanzable del toro de Matilla en la Feria de San Miguel (2022), el rabo de la rotunda perfección en Sevilla (2023).

Escucha la retahíla de sus grandes éxitos como si quisiera conectar con el eco de aquellos clamores, pero las imágenes de aquellas tardes de gloria no vuelven a su cabeza.

Es muy triste. A veces lo hablo con Pedro, que además de mi apoderado es mi enfermero, y le digo: «No te das cuenta de que un torero sin memoria es como un álbum sin fotos». Es muy difícil de entender. No hay más remedio que conformarse. No es que haya perdido totalmente la memoria. De lo malo no me quiero acordar [y estalla en una carcajada].

Ni de las deudas.

¡Esas me las hacen recordar!

Existe un proyecto precioso de Álvaro Núñez [Cuvillo] con crónicas de sus faenas históricas para que recuerde lo que olvidó. ¿Se puede reconfigurar un artista a través de los ojos de otros?

Hay faenas que no existen para mí. Otras sí. O por fotografías. O por algún momento especial. Por algún instante en este caso imborrable. De la mayoría no hay rastro. Me alegro mucho de que a Alvarito le ilusione esta idea. Es un ganadero extraordinario que va a volver a lo más alto.

Las fuentes antiguas en las que bebe su toreo sí las ha recuperado. Como si se encendiera una memoria automática.

Por lo menos no se me ha olvidado torear, ya es una suerte [sonríe]. Muchas veces echo mano de los libros o de los archivos que guardo en el teléfono para certificar de forma más segura lo que puede ser una idea liviana.

Y el conocimiento de códigos de la bravura también se le reactiva delante de la cara del toro.

Es un saber de siempre, innato. Lo veo sin dudar. Como mi toreo, está intacto. ¡Ya es lo que faltaba si no fuera así!

Su memoria habita en nosotros.

Carezco de redes sociales. Ni Facebook, ni Instagram. Pero afortunadamente cuento con la gente que me rodea y funciona como mi disco duro. No me recuerdan además los momentos malos, que también los ha habido. Me emociona formar parte de la vida de otros, ser consciente de que la vida de un aficionado sin mí sería otra vida. Yo sin el toreo no sería nada. Ser lo que quiero ser es la satisfacción de otros.

Le alabo el valor para hablar de la salud mental sin tapujos y más en un mundo como el del toro, donde los tabúes se suceden.

Rafael el Gallo salió llorando la primera vez que le cogió una becerra. Una becerra, por cierto, de Pérez de la Concha. Mi primera vez, de niño, también fue con una becerra de Pérez de la Concha. Por ese valor sentimental compré el hierro. El padre de Rafael le regañó a la voz de «¡Los toreros no lloran!». Y él contestó: «No lloro de miedo, lloro de vergüenza». El torero se cría en un ambiente de dureza, donde no puedes quejarte. El ser humano es lo contrario. El miedo siempre viaja contigo. Mi miedo es mi cabeza. Ya con veinte años fui a Estados Unidos a tratarme. Salí adelante sin salir del todo. No siento temor a hablar de la enfermedad. La sufre mucha gente. No tanto el trastorno mío de la despersonalización, pero la quiebra de la salud mental está a la orden del día y de la calle. El torero es humano.

¿Vive muy medicado?

Tomo demasiadas pastillas.

Físicamente se le ha notado fuerte en Sevilla.

Los años van pasando. Me hice una plaza de tienta más grande ahí afuera [señala por la ventana] para poder banderillear con más pies, y ahora se me ha quedado más grande de la cuenta.

Sus piernas responden.

Estos han sido los días en que mejor me he encontrado. Siempre ando con las consecuencias y los efectos secundarios de los fármacos. Me he visto más rápido de piernas que de costumbre últimamente. Y esto te da seguridad. Es una parte importante para creer que hay futuro.

El valor empieza por las piernas.

Pues sí. A Joselito le preguntaron una vez para qué quería las piernas. «¿Para qué las voy a querer? Para torear», contestó. Le dije al Fandi en Granada: «David, la envidia que me dan tus piernas, mi alma». Y otro decía: «No pasa nada, que si tienes muchas piernas las utilizas demasiado» [risas y risas].

Durante una época estudió mucho a Domingo Ortega, la refutación de la quietud.

He visto un vídeo de Paco Camino en Sevilla en que lo hacía de un modo semejante. De ir al paso hacia los medios. Para eso, más que piernas, hace falta ritmo. Es lo que crea el arte.

El ritmo es vital en el toreo y en la bravura.

Claro. El ritmo el primero que lo tiene que imponer es el toro. El torero debe verlo y acompañarlo. Es como un baile para dos; deben danzar los dos al mismo son.

Vuelve ahora a Madrid, en las corridas de la Prensa y Beneficencia.

Sólo verse anunciado en Madrid produce miedo. Se echa un toro descomunal. Y va uno pensando en escapar del compromiso más que pensando en torear. Es extremadamente grande el toro. Madrid debe ser la capital del toreo, del toreo [incide], no de la tragedia. Debería ser la universidad del toreo. Para los chavales es inviable el triunfo con esas novilladas.

Ha demostrado usted ser un tipo tremendamente generoso toreando con todo el mundo.

Nunca he quitado a nadie. Algunos compañeros lo hacen, pero el empresario no lo debería consentir. Que se vete a un compañero es horrible. Necesitan quizá sentirse más arropados. A mí no me ha hecho falta. Mi modelo es perfectamente realizable.

No recuerdo un torero de arte convertido como usted en figura imprescindible del toreo en todas las ferias. Se ha anunciado en algunas plazas sin mirar por su categoría.

¿Y qué hacemos con las plazas de los pueblos? ¿Las tiramos?

En estos últimos años, con la salud ya quebradiza, ha velado más por la tauromaquia que por usted mismo.

Por mí he mirado menos. Como decía Juan Belmonte, nací con esta enfermedad del toreo y no se me cura.

¿Es cierto que quiere levantar un monumento a Antoñete en Las Ventas?

Es una de mis ilusiones, y no quiero que se me escape. Antoñete ha sido un torero muy bueno, muy de Madrid, un torero especial, bohemio, hondo y puro. Quizá algunos digan que no ha sido figura del toreo, ni se ha comprado tres fincas. Pero eso qué más da. Echo de menos un monumento a Chenel en los alrededores de la plaza. Incluso hemos encargado ya una maqueta. Es muy él, con el pitillo en la mano. A ver si pasamos el atragantón de Sevilla y Madrid y le damos forma.

Que cumpla el sueño de la Puerta Grande, maestro.

Ojalá. Como aquellas de Antoñete. Madrid es tan grandiosa…

Veintidós crónicas

Valdemorillo, 5 de febrero de 2022
Morante se inventa la canción de las cosas perdidas

Un ole de ese calibre no se había escuchado en toda la historia de La Candelaria; ni se había visto un lleno así desde su inauguración, veinte años atrás. El tronío de Morante de la Puebla lo causó todo, el crujido de aquella verónica, el terremoto del «No hay billetes», el colapso de Valdemorillo.

El líder moral y numérico de 2021 inauguraba la del 22 y explicaba su porqué, el porqué de las cosas perdidas, de la ilusión renovada, de una figura en un pueblo. Sorteaban por los tendidos abarrotados un jamón que probablemente era el mismo del viernes; el himno de España, también; la torería, no. Una ovación agradecida, como un abrazo, sacó a saludar a Morante y a Diego Urdiales y Daniel Luque, que redondeaban la cita a lo grande.

Después vino el lance de Morante, el primero de ellos, un puñado alado, que nació con aires viejos de su nuevo capote de vueltas clorofila. Verónicas rosas, verdes y lacias: el capote de estreno volaba muy suelto, antiguo, con escaso apresto. El burraquito de apertura, de sueltas carnes y finas hechuras, traía la fuerza prendida con alfileres, la clase derramada. En el galleo al paso, por chicuelinas, viajaba el lindo toro humedeciendo la arena con su hocico por ella. La media para ponerlo en el caballo fue un primor pinzado a la cadera.

José Antonio Morante acalló el rumor desconfiado por el contado poder de las embestidas con unos sabrosos ayudados por alto, adobados con el don del codilleo. Pero fue su izquierda, el modo de soltarla desde arriba, de mecerla, en un natural portentoso, la que convirtió el runrún de protestas en un trueno, un ole que dejó bajo de decibelios aquel otro primigenio. Sumó un pase de pecho vaciado por la hombrera y salió de la cara con una sonrisa de ahí queda eso. Realmente la faena fueron dos series de naturales —el fuelle del burraco no dio para más—, pero qué delicia. Esa fue la mano y esa la medida. Los ayudados por alto del epílogo, así como los del prólogo, desprendieron el halo gallista de Rafael, el hermano de José. De un espadazo hasta los gavilanes —perdiendo el engaño— rodó el primero de la corrida cuatreña de Zacarías Moreno. La petición no acabó de cuajar. Y Morante respondió feliz y conforme por la ovación, con el verde de su capote en el antebrazo y la satisfacción de las perlas regaladas.

La vuelta al ruedo debida la cobró después, al finalizar una faena inventada de la nada. Como la canción, otra vez, de las cosas, de las causas perdidas. Pues nada regaló el bastote cuarto con sus reservas pegajosas, ayunas de calidad y, sobre todo, de entrega. Morante pisó firme el terreno, el sitio donde los toros se rinden. Y a base de consentirlo, sin una duda ni un quebranto, ni cuando remoloneaba sin salirse de la suerte, lo enjaretó. De pronto brotaron las luces por una y otra mano, el viaje hasta más allá, el poderío bajo el empaque. Un pase de pecho, por cierto, fue una oda a la eternidad. Lástima que un pinchazo y un bajonazo arruinaran la cosecha. Pero el torero de la marisma agarró su paseo como deuda contraída. ¡Ah! Y qué bien colocado y oportuno estuvo en todas y cada una de las lidias.

Salir a torear después es una maldición. Salvo que seas Diego Urdiales. Y aun así pesa. Captó mucho la atención del público el brutote segundo, que se movió mucho, más bravucón que verdaderamente bravo. No fue fácil para el arnedano, que derrochó sabor en la obertura al paso. El toro en el principio de cada serie se venía muy fuerte y con los pechos. Urdiales lo reducía en el tercer y cuarto muletazos, y luego se aflojaba o desentendía, el toro, digo. Que acabaría buscando tablas. Sobre esa calidad torera como epicentro de las tandas giró la obra, más vistosa que igualada, más meritoria que redonda, en su conjunto. Una estocada muy caída no impidió la conquista de la oreja. Lo de Zacarías falló más de la cuenta. No se entendió el brindis del clásico de La Rioja al público del quinto, frenado, arrítmico, escondido y espeso. Diego no renunció a nada en aquella espesura. Pero no halló el brillo en su larga labor, opacada por el enemigo.

Daniel Luque pasó de puntillas después del deslumbrante inicio de faena al tercero, que embestía con un son dormido, perezoso, ese gozo. Y así surgió un prólogo por bajo de velocidades imposibles, tan lento como su derecha. Un par de series en ese aire y desapareció la magia junto con el empuje de la embestida. Luque se quedó colgado de un balcón al vacío, con las promesas desaparecidas. Y hubo de recurrir a las luquecinas para espabilar a un público que seguía pensando que el toro era como se había aparecido. El acero fallón terminó del todo con las expectativas, si es que alguna sobrevivía. No valió un euro el falso sexto, y DL maldijo su infortunio, a contracorriente, sin hallar su luz.

Madrid, 1 de junio de 2022
Morante y la huella del cirujano del tiempo

Y Morante partió la corrida por la mitad con su bisturí de cirujano del tiempo, borrando todo lo anterior. De tal modo inundó su
empaque el escenario de Madrid, rendido a su geometría de reloj
de arena, a las agujas paradas de su compás. En ese son venía embistiendo un hondísimo toro cinqueño, derramando temple, encendido el rojo de su piel. A su manera humillada, hecha de arci-
llas nobles, de dormida chispa, Morante de la Puebla le prendió
un incendio.

Desde los ayudados por alto con los que barrió el lomo de
Pelucón, el prólogo de promesas cumplidas, la izquierda sembran-
do oles y un pase de pecho descomunal. A partir de entonces,
creció la faena con tempo de pleamar. MdlP reunía la embestida
con su figura de ánfora con una lentitud de pasmo, y allí abajo, en
el embroque, caía el rugido de la plaza. Un alboroto muy loco
estalló en un cambio de mano apoteósico, en la siguiente serie de
derechazos hechos un solo bronce, de una sola pieza, macizos,
hundidos en su propio peso.

Y en su izquierda, de pronto, enfrontilada, a pies juntos, apareció el reflejo de Rafael de Paula adelantando la pierna contraria
a la que se debe adelantar. El muletazo provocó un terremoto, un
crujido de maderos. Un pase de pecho más, como cierre al broche, desató el sonido presentido de la Puerta Grande, que se oía.
El toro de Alcurrucén, que se había rebozado de clase, el paso más
de los núñez, esperaba la muerte. Morante se tiró a por ella, recto
como una vela. Los pitones en el chaleco, el arreón del estertor, la

estocada enterrada. Pero pasada y suelta. Sin muerte. Dos golpes de descabello. No pidieron la segunda oreja, la primera rodó con mucha fuerza. Casi con estrépito para el cirujano del tiempo.

No había desistido Morante de la Puebla de la idea de bajar Alcalá en la jardinera de la Chata, descreyendo que el mal bajío de las anteriores tardes fuera culpa del carro. Y luego ya se vio que no. Pero apareció el primero de Alcurrucén y ni una embestida regaló. Bajo como un zapato, con las manos cortas, las puntas por delante, ya se metió por dentro, por el izquierdo, en las verónicas y, aunque se abría más por el derecho, tampoco humillaba. En el peto se repuchó; en banderillas reculó, y en la muleta no se dio. Morante ya salió con la espada de verdad. La usó en breve, tras tantear lo imposible, para luego eternizarse con ella.

Una emoción callada, cortocircuitada por los inevitables vivas a España, había trepado por los tendidos puestos en pie con los acordes del himno y la presencia del rey en los albores de la tarde. La Corrida de Beneficencia concentraba una expectación desbordada, como antiguamente, implementada por la incorporación del Juli. Emilio de Justo miraba desde la armadura de su corsé, en el callejón de su ausencia. Para él sería su emocionante brindis, en el penúltimo turno de la corrida.

El Juli antes se encontró con la definida humillación de un berrendo (en negro) acapachado, una pintura hechurada y honda, de fina expresión. Esa manera de descolgar se sintió en el capote de Álvaro Montes y en un quite de Ginés abrochado con pomposa media. Pero no fue de fácil manejo su falta de ritmo. Al Juli le sorprendieron, tras los doblones de apertura, unos enganchones. Y desde entonces nunca más. La muleta siempre por abajo, firme el toque, arrastrada la tela, escondida por debajo del pitón. Y otra vez puesta. Vibraron los tendidos. La ligazón trepaba y la ciencia conquistaba al toro, obediente pero siempre algo agarrado. El tramo de obra final presagiaba el trofeo. Por su importancia, por su intensidad. Mas el Juli no pasó, volvió a salirse con la espada y a sepultar otra vez una faena de premio, la tercera en esta feria que llevaba su nombre. El atasco definitivo sucedió con el quinto, de mejores inicios que finales (desentendidos). Quiso mucho el Juli al final para resolver nada con el acero.

A últimas, una estocada atravesada también se interpuso —si no es por la espada se cortan un puñado de orejas— en el final de la arrebatada obra de Ginés Marín con el rajado sexto. Que obedecía en la misma puerta de toriles con Marín ofreciéndose como si no hubiera mañana. Como si recuperase el terreno no ganado con el bondadosito y guapo tercero, sin el empuje necesario como para que poco subiera, salvo cuando le provocó y ganó el paso. La izquierda de Marín y unas bernadinas suicidas quedaron sin refrendo, con la tarde muerta. Con el nombre de Morante hundido como una huella en la arena, en las carnes del tiempo, en el corazón de Madrid.

Pamplona, 7 de julio de 2022
Morante sale andando para marcar la diferencia

De pronto, o no tanto, la Corrida del Centenario de la Monumental de Pamplona se coló en el calendario de 2022 entre las corridas señeras de la temporada. Resurrección y Beneficencia, o sea. En las tres ha estado presente Morante de la Puebla, que regresaba a San Fermín nueve años después de su última vez. Aunque los locutores de TVE que retransmitieron el primer encierro pospandémico lo silenciaran, el genio de La Puebla, el imbatible Juli —de números sanfermineros inalcanzados en el escalafón—, el totémico Roca Rey y el idolatrado Hermoso de Mendoza rebosaron por las tejas el aforo de veinte mil espectadores. «Y otras veinte mil entradas se hubieran vendido», decían en la Casa de Misericordia desbordados por la demanda. Y allí estaban, qué cosas, los toros de Cuvillo que corrieron el encierro. La reventa cuajó su agosto en julio a quinientos euros la entrada de sombra. En el sol bramaban las peñas otra vez, balanceando su alegría.

La fiesta, sin embargo, no venía en paz con la agresión sufrida por la corporación municipal en la procesión de San Fermín por grupos *abertzales*. El alcalde Enrique Maya no presentó parte facultativo, y a las 18.30 ejercía ya de presidente. Su presencia provocó la bronca de las vetas contaminadas del sol, las que agitaron una gigantesca pancarta con el eslogan de «*Presoak kalera*» y gritaban «¡UPN *kanpora*!».

Maya saludó la intensa ovación de la sombra con su chistera, la estruendosa pitada del sol y el ensordecedor ambiente. El pañuelo blanco del inicio del glorioso centenariazo trajo la calma. Como la presencia de los ases, el clamor. El indescriptible vestido bicolor de Morante, como homenaje a Pamplona, fue un golpe en los ojos.

A las 18.59 Hermoso de Mendoza ya le había cortado las orejas a un bondadoso toro de Carmen Lorenzo que salió con tan templado tranco como escaso poder. Quedó como una rítmica mecedora tras dos hierros de castigo y el centauro de Estella le hizo diabluras, veinte hermosinas en un palmo de terreno con Berlín. Como si ninguno avanzase. Una apología de la no violencia.

Los cuvillos ninguneados en TVE traían dispares hechuras, diferentes remates, amplias caras y distintas expresiones de seriedad, la edad cinqueña y, a la hora de la merienda —pasadas las 20.00 ya—, ninguna clase. Una movilidad sin ritmo, mucho cabezazo y un pasar sin entrega. Esa corrió a cargo de Roca Rey con el jabonero tercero de lavada expresión y finas puntas. A las 20.05 lo había desorejado. «Los cojones también valen», dijo mi vecino de localidad, carnicero de profesión. Y tanto. RR de rodillas y en los medios había volteado la plaza con cuatro pases cambiados y un rugido de fiera desatada. Luego, quiso hacer todo por abajo, resistiéndose a humillar el bicho hasta el final. Lo rindió el peruano con la raza que le faltaba. Se arrimó como si no hubiera mañana, cerró por manoletinas y enterró un espadazo que necesitó del descabello. Un aviso había caído antes de perfilarse y del doble premio.

Su trofeo se había embolsado el Juli con un castaño que soltaba calambres desde la testa que tapaba el ligero cuerpo. Nunca viajó abajo en la muleta, pero admitió el trato de mucho y veterano oficio. Dueño el Juli de la escena y los registros del toro, al que exigió a últimas arrastrándole el engaño. Cobró una estocada muy pasada, suficiente para la conquista de las 19.40. Las figuras venían salvando el centenario.

El propio Morante había dibujado los muletazos más redondos, empacados en tres series, en su mano derecha a eso de las 19.15 con el toro melocotón que abrió el lote más cargado de la corrida, tan hondo y ancho de sienes. Su embestida, carente de celo y humillación aun por la mano óptima —MdlP empacó tres hermosas series acompañando con todo—, se soltaba por la bruta izquierda. La petición no cuajó. Y, sin embargo, al negro cuarto, bien hecho en tamaño grande, cerrando más la cara, le dio por hacer las cosas mejor que ninguno y a Morante por torear mejor que nadie. Despacio y embrocado desde que sintió las posibilidades en un mecido quite a la verónica. Y brindó al respetable. El prólogo rodilla en tierra desprendió un sabor añejo, una torería maravillosa. Como toda la faena, hecha al compás de su cintura. Las 20.25 paradas en el tiempo. El fondo bueno y medido del cuvillo resarcía la ausencia de clase de sus hermanos. Un molinete zurdo, puro Belmonte, alcanzó una belleza tan barroca que provocó el olvido del vestido bicolor. Un espadazo al encuentro, rinconero, ni restó ni sumó a una faena que no transcendió con todo su calado. La oreja les pareció suficiente para volver a coger los bocadillos de ajoarriero.

El bajo y apretado quinto se emplazó marcando pronto su pertenencia a la tierra y su costosa voluntad para soltarse de ella. Sin maldad en sus descolgados viajes. El Juli se lo curró de nuevo, le dio ritmo con firmeza —en el toque y en la planta—, y a las 21.00 paseaba la oreja que lo aupaba a la cabalgata de la puerta grande.

El sexto toro de Núñez del Cuvillo compensaba con más porte el lote, pero venía con las fuerzas exiguas en su buen aire. RR le cogió perfectamente el pulso, muy templado y reunido. Hasta la apoteosis última de rodillas, toreando como había hecho en pie. A las 21.18 un pinchazo frenó su desatada ambición en una oreja más.

La foto *finish* del glorioso y maratoniano centenariazo fue para Hermoso, el Juli y Roca Rey a hombros por la puerta del encierro. Morante salió andando para marcar la diferencia.

Salamanca, 18 de septiembre de 2022
Morante y las tres invocaciones de Rafael

La expectación desbordada colapsó los accesos a La Glorieta; dentro no cabía un alfiler, ni un suspiro de canto. Más de diez mil personas empotradas a presión. A las 18.12, con el toro ya en la plaza, el atasco se había trasladado a los tendidos. Por el del «1» la gente quedaba atrapada entre las filas. Morante de la Puebla no les dio tiempo ni a sentarse. A las 18.20 montaba la espada. El cabreo por una cosa, la congestión, encontró motivos para ser por otra, la brevedad. La fuga del cuvillo, que tanto había soltado la cara y se había defendido —sin poder, celo, ni estilo—, para morir en la puerta de toriles, vino a subrayar las razones del maestro inhibido.

El personal, que verbalizaba el precio de los ochenta euros del boleto como una maldición contra Morante, amortizaría al menos veinte con las febriles dos orejas que con un entusiasmo desmedido había entregado a Alejandro Talavante. Que tan suavemente toreó, acarició, pulsó, con su izquierda una delicada embestida. Ya había sentido en el capote el modo de colocar la cara, en los lances a pies juntos del saludo y en el quite por gaoneras; entre medias un puyazo señalado. A las 18.33 Talavante se clavaba por estatuarios, libraba una espaldina y soltaba un pase del desprecio mirando al tendido: el toro por esa mano se abría a los vuelos de tal modo que no le hacía falta ni un ojo. Hasta allá. AT lo hilvanó por naturales, muy despacio, sin exigirle. Cuando quiso cambiar el pitón, la mano, el toro perdió un par de veces las suyas: el tacto de la derecha talavantista es durito. Pero su zurda de seda elevó de nuevo el curso de la faena, más largo el trazo que abundantes las

series, necesariamente medidas. Apretó el acelerador con unas bernadinas cambiadas más arriesgadas que logradas y enterró la espada
(tendida y atravesada). El entusiasmo por amortizar la expectación
pasó el escalón de la justa oreja hasta las dos.

Siguiendo esa hoja de ruta del generoso plus, a las 19.16 Roca
Rey se hacía con otro trofeo de un toro bajo como un zapato,
cinqueño y bien armado, que colaboró a regañadientes. Sin ritmo
ni entrega. RR todo lo que le extrajo, incluso los naturales impensables tirándole de la lengua casi, fue con sacacorchos. Pero la
noticia no estuvo en la tesonera faena, sino en el caballo de picar,
que sufrió un siroco. Cumplida su misión, no se sabe qué mosca
le picó para rebrincarse así, descabalgar a Quinta y lanzarse contra
las tablas ciegamente. Quedó la barrera destrozada y el equino,
tumbado dentro del callejón como un suicida estampado. El suceso paralizó la lidia hasta revivirlo y parchear el boquete.

Mas el verdadero suceso aconteció a las 19.40 con un formidable arrebato de Morante de la Puebla, un tsunami de tauromaquias que se precipitó sobre La Glorieta desde que pidió, con des-
caro, la devolución del cuarto por burriciego, cegato o reparado
de la vista. Accedió el presidente y entonces saltó al ruedo el sobrero, Arrojado, también de Núñez del Cuvillo, ninguna quinta
esencia ni de la belleza ni de la bravura. Dio lo mismo. Morante se
arreboló, transfigurado, poseído por el espíritu de Lola Flores y
Caracol, del arte y la pasión, un valor desencadenado. Y, como si
torease al aire y no existiese toro, desató un torbellino de verónicas barrocas, viniese por donde viniese la embestida. Y un galleo
por chicuelinas aladas y un quite con las manos altas que desembocó en una media en la cadera como si cayese del cielo. Dijo que
se lo colocasen ahí, donde el «6», y rodilla en tierra conjuró un
viejo archivo de torerías. Que no sería nada para el epílogo que
desempolvó. Como un abaniqueo loco, con la muleta escondida,
la rodilla flexionada, un birlibirloque por la cara, las regiomonta-
nas de Cavazos como si fuera un gallismo de Rafael. Salamanca
no sabía lo que veía, pero bramaba. Como había rugido en la faena de puro embroque, de imposible embroque, diría, tan ceñido.
Por la mano derecha, que fue la del toro, MdlP lo pasó a cámara
lenta, por diferentes terrenos —cuando convino en los medios o

entre las rayas, según—, y lo despedía con pases de pecho que barrían el lomo.

Al natural en la despedida se enfrontiló por el otro Rafael (de Paula), con la pierna de dentro adelantada. Y a la hora de matar invocó al tercero: Rafael Ortega en la estocada perfecta. Tres Rafaeles y un solo hombre. Qué torero. La puerta grande estalló con el ruido de un cañonazo, el estruendo de la plaza puesta en pie.

De pronto, Talavante se había hecho transparente ante el toro más hondo de toda la corrida. Colaboró poco, el contraste de embroques se hacía brutal, y a las 20.15 le dio mulé con el mismo escaso empuje de la embestida.

Roca Rey no estaba dispuesto a la invisibilidad, y a las 20.20 apretó los dientes, mordió el cuchillo e hizo sonar los tambores de guerra con el capote a la espalda, ya en el saludo. No paró de arrear, el hombre, no el toro, que se afligió desfondado en su bondad. Desde el inicio de rodillas con un espeluznante cambiado, suya fue la iniciativa, suyo el ataque en tromba, suya la reivindicación de aquel lleno hasta la bandera. Y en el arrogante desplante final, arriada ya hace mucho la del toro, la bandera digo, sólo le faltó levantar el dedo índice autoproclamándose el número 1. El estoconazo último, ahora por arriba, multiplicó los panes y los peces hasta las dos orejas.

A las 20.50 el colapso de entrada se producía de salida. Por la puerta grande Talavante y Roca Rey, Morante y las tres invocaciones del nombre de Rafael.

Ubrique, 29 de octubre de 2022
Morante dicta la última lección de cien tardes

La crónica no pretendía ser más, sólo por hoy, que la certificación de una victoria, de la llegada a la última meta del vencedor de esta Vuelta a España de cien tardes, de la celebración gozosa de la plenitud de Morante de la Puebla. Y ha acabado siendo otro canto al toreo grande de quien ha vestido el maillot amarillo de la torería en Valdemorillo y no se ha bajado del liderazgo desde entonces.

Ocho meses haciendo el milagro diario del toreo, una regularidad impensada en el arte, en la inspiración sostenida en el tiempo, basada en tres pilares: un valor silente —para torear más asentado, ceñido y despacio que nadie—; una poderosa técnica invisible —y una inteligencia privilegiada— bajo la apariencia de la belleza, y una variedad inalcanzable, ese archivo de viejas tauromaquias, que no ha dado dos obras maestras iguales. Y las ha habido memorables: en Sevilla, en Madrid, en Pamplona o en Salamanca.

A saber por todos esos pueblos por donde Morante ha desplegado su estrategia expansiva de la fiesta, su alegría de verónicas y esculturas. Rumboso el genio con los públicos; generoso con los ganaderos y las diversas sangres de la raza (Carlos Núñez este sábado de gloria); paciente con el toro, su mala suerte y la lectura de los códigos de la bravura. Y desprendido, finalmente, para pisar el sitio del compromiso que nos ha traído aquí, a los pies de la sierra de Ubrique, para celebrar a un torero de época, su proeza y el privilegio de poder contarlo.

A las 19.30, cuando ya caía la noche, Morante dictó la última lección de cien tardes. Después de agarrar los palos en un tercio

191

de banderillas de menos a más —ojo el segundo par asomándose al balcón y el tercero al quiebro—, pleno de majeza, fundió la enésima obra en el molde de lo imborrable. Desde el principio, sentado en el estribo, rodilla en tierra, al epílogo por naturales apaulados, invocando a Rafael, todo desprendió peso, poso y hondura. El toro de Carlos Núñez reivindicó el honor de su sangre y el maestro, el caro compás de su arte. Tan hundido en su derecha o en el crujido de su izquierda. No importaron los pinchazos y un aviso para que el palco pusiera el broche de las dos orejas a un año inconmensurable.

Atrás habían quedado el brindis a su apoderado, Pedro J. Marques, y un viento calmado que peinaba la última arena que pisaba MdlP, a sus cuarenta y tres años y veinticinco de alternativa. Vestía un terno negro con hilo blanco, uno de los diez que ha estrenado este año. Dejó un discurso inconcluso de armonías con un lindo toro que colocaba bien la cara, que venía pero no se iba. El tranco más de los núñez no apareció esta vez y la espada no sumó.

A Aguado le sonrió la suerte con un toro aún más sesentero, que a su buen inicio en los embroques le ponía clase, especialmente por la mano izquierda, sobre todo cuando le exigió abajo, evitando distracciones. Pablo dibujó una bonita e ingrávida faena que cambió por una oreja. La corrida que había subido con el notable segundo toro de Morante dio también un sexto de viaje largo y manos muy cortas, siempre un punto rebrincado. Pablo Aguado, que había brindado al maestro, no quiso quedarse atrás. Y a la postre lo acompañó con un trofeo más.

El rejoneador Andrés Romero le cortó el rabo a un toro extraordinario —fabuloso el ritmo— de Bohórquez, premiado con la vuelta en el arrastre. Al anterior, leve, pastueño y flojo, también le puso una ferretería.

A hombros arroparon a Morante y parecía que iba solo.

Sevilla, 23 de septiembre de 2022
Morante ahonda en su leyenda

Septiembre fue abril, primavera volcánica de Morante de la Puebla. Que dejó otra obra para la historia, no otra más, sino una faena inverosímil que ahonda en su leyenda. El fuego de su nombre herró la tarde que tuvo en él principio y fin.

Bajo un calor de fragua, Morante fundió una gavilla de verónicas como si volcase en cada lance un caldero de bronces. A esa velocidad licuada. Primero fue uno por el izquierdo con el toro pasando del tiempo detenido, luego otro por el derecho del mismo modo. Y a partir del tercero brotó la trenza ligada de esculturas, el empaque en todas ellas, el compás lento, el mentón hundido. Para cuando alcanzó la boca de riego ya había en la Maestranza un incendio. Allí desembocó una media verónica a pies juntos como el río de todo aquello. Sólo eran las 18.08.

El toro, muy cornalón, se había dado con temple amable del poder medido, sin acabar ninguna de las veces, ninguno de los lances, con la humillación abajo sujeta. Así fue luego también, incrementando el punteo final. Pero viajó lo suficiente para que MdlP desenredase una madeja de verónicas excelsas, partidas en un grupo de dos, en otro de tres y un par de medias de categoría especial. De superior luminosidad la última. Tan enfrontilada, purísima de sevillanías. Alguien debió aconsejarle a Juan Ortega que no replicase el quite, ni por el mismo palo ni por las condiciones del toro. Únicamente esbozó un atisbo de verónica entre una *guiñá* y un enganchón.

A Morante le faltó enemigo, que planteaba una ecuación de difícil resolución: por abajo no podía exigirle por su contado poder y a su altura le enganchaba con su calambre, ese bisbiseo de incómodos tornillazos. Transcurrió la faena por el carril de una belleza leve, ligera sobre la mano derecha. El dibujo de lo caro siempre presente hasta que se fue desdibujando con el fondo exiguo del toro.

Y a las 19.16 Morante de la Puebla ahondó en su leyenda, hundiéndose con todo el peso y el poso del mundo, enterradas las zapatillas en la tierra. Cuando estremeció la plaza con aquellos ayudados de principio de faena, una cadena de asombros, un terremoto a dos manos, todavía nadie creía en el toro de Matilla. Y entonces el genio, después de trazar un derechazo con duración de circular, lo cambió de terrenos y casi bajo el sol estalló el volcán. Al toro, tan bien hecho, le costaba repetir, pero contaba con una humillación monumental. Y se afianzó después de su salida descoordinada y de algunos extraños. Digamos, en definitiva, que el toro fue un empeño, una apuesta, un invento de Morante. Que ofreció su pecho y sus femorales, atalonó el toreo y hundió Sevilla con él, pisando el sitio donde el oxígeno no existe.

Morante ligaba cosas inverosímiles. Un natural extraído de las entrañas y la muleta puesta en la cara, sin ruta de escape, para vaciar el de pecho. Como si fuera la recreación histórica de Ojeda y Dédalo que crujió los cimientos de los ochenta. MdlP a pies juntos ponía la gente en pie, incrédula y fascinada por el rito de lo inmortal. Un cambio de mano, el pase de las flores, un molinete invertido como fogonazos entre el toreo fundamental absoluto, esférico, embrocado con su cintura hasta lo imposible. Esa derecha que es la mano de Dios, el empaque de Ordóñez con el otro brazo planeando. Una gota de sudor caía a plomo por su frente como si fuera el riego de la vena del genio. No había reloj siquiera para detenerlo.

Morante se había vaciado por completo cuando pinchó, cuando sonó el aviso, cuando ya daba todo lo mismo. La intensidad inmarcesible de la obra desbordaba todos los catálogos de premios. Cayó una que alegró al torero que merecía el toro entero. Otra faena histórica. Al Rey de los toreros le sobran ya las Puertas del Príncipe. A las 19.26 se había acabado la corrida.

Antes o entretanto a Tomás Rufo le funcionó la cabeza con esa precocidad deslumbrante que atesora. Al tercero, la perfección de líneas, le habían tentado mucho los adentros, apretando a Fernando Sánchez en dos pares soberbios. Rufo planteó tres claves para que la embestida de notable estilo se viniese arriba y durase su contado fondo —ese desfondamiento que hundió la corrida de Matilla— más de lo esperado: la distancia, los tiempos entre series y la exactitud de las mismas. Fueron tres, quizá cuatro, diestras, encajadas, ligadas y preñadas de largos muletazos. Cuando presentó la izquierda, la banda de música cortó en seco. El presentido camino del premio se fue por un acantilado: el toro ya se había rajado y los naturales bien cursados murieron huérfanos de embestida. Como la faena, a últimas apurada demasiado.

José Antonio Carretero bregó sus dos toros en la tarde de su despedida. Se va el mejor capote de plata en décadas, esa forma de torear asentadas las plantas que ya no se ve. A él le brindó Rufo el sexto toro. Que no valió nada. Como el lote de Juan Ortega. Sólo que Ortega se pone donde, además, es difícil que embistan.

Sevilla, 26 de abril de 2023
Morante se encarama en lo más alto de la historia

Caía el sol por la espalda del Guadalquivir, pasaban las 21.00 y Morante de la Puebla se encaramaba en lo más alto de la historia. Una procesión mecía por la Puerta del Príncipe la figura mágica que se cimbreaba sobre una marea de gritos: «¡To-re-ro!, ¡to-re-ro!, ¡to-re-ro!». Allí se lo llevaban, después de cortar un rabo, como si le fueran a tirar al río. Cuando en verdad le querían levantar estatuas por el paseo Colón, camino del hotel donde descansaría el torero que acababa de saldar con Sevilla las deudas de toda una vida.

Casi dos horas y media antes, a las 18.41, el aire condensado por el calor de *ferragosto* se había parado como el tiempo y el toro en el capote de MdlP, que levantó un mausoleo de verónicas, una cadena de lances marmóreos, a cada cual más lento y eterno. Desde las mismas tablas brotó el manantial de empaque y compás, y fluyó como un río de agua clara. A mitad de camino pareció detenerse, aún más, el toreo. La fotografía de una verónica por el pitón derecho encontró su negativo por el izquierdo, y las dos adquirieron el pasaporte de la eternidad. Morante le dio al *play* y siguió el portentoso viaje, tan ceñido, más allá de las rayas, donde el fulgor de una media reunió en su cadera todas las gargantas de arena.

El toro de Domingo Hernández, propiedad de Concha Hernández, como toda la corrida por el reparto de la ganadería, a diferencia del día anterior, había humillado con ese son que anuncia un fondo derretido, un fuelle en vías de extinción. Duró apenas algo más. Ya en el quite inconcluso del genio —un par de desarmes— venía entregando el alma. Del principio de faena cayó la pintura un pase de la firma, y luego una serie de derechazos hermosos quedándose el toro, y después todo se difuminó.

Entre las 19.04 y las 19.19 no pasó nada con un manso desencelado y en fuga de la fijeza con el que Diego Urdiales gastó mucho tiempo para robar una ronda estimable. Cazó una estocada en huida tras un pinchazo.

Y entonces, a las 19.23, apareció Juan Ortega en el ruedo vestido de Manolete y oro como una escultura de la verónica. Un bronce que desplegó el capote, su vuelo etéreo, y lo posó en el albero. De la gavilla de lances, casi en el mismo sitio, uno, esa escultura, trajo una luz vieja, las manos bajas, más abierto el embroque, un eco de los años treinta. De pronto la nómina de Cagancho, Curro Puya, La Serna, vagó en aquellos lances de pereza. Sonó la música como campanas de gloria para abrir un capítulo para los anales del toreo de capa. Ortega volando delantales, a cámara lenta, meciéndose hacia el caballo. El toro de Domingo Hernández derramaba almíbar. Morante quiso catarlo y se apretó por chicuelinas que desembocaron en una maravilla de media que salvó el quite. Ortega volvió a la carga, apurando al toro, y esbozó verónicas ingrávidas antes de una media enfrontilada y belmontina. No se daba cuenta de que estaba despertando a la bestia mientras se dormía el toro. Que se fue apagando en su temple en una faena —brindada a Curro— de apuntes lindos mal rematada con la espada.

A las 19.45 saltó Morante de la Puebla enfebrecido, convulso, agitando faroles y largas. Ligerito, herrado con la «G» de Garcigrande, sólo fue el nombre del toro en la catarata de verónicas que se precipitó coagulada de lentitudes. Morante le volcaba el pecho, barroco, hundiendo el mentón, hundiéndose todo él. Como un dios que emergiera de la tierra. Cada verónica era un rugido en su faja, por donde latía el lomo del toro, su corazón excelso. Ahora sí sonó la música, pendejos, para MdlP. Que explotó con un tsunami de tafalleras como molde de tijerilla, vaciando al toro por la hombrera, a velocidad de pasmo, yéndose como una ola hasta la larga cordobesa. Un estruendo loco trepó hasta por los tendidos que ardían. Y no era sol. Se le ocurrió a Urdiales intervenir

a la verónica. Y para qué más. El genio ascendió de nuevo desde la lámpara y por la barriga donde hervían los gatos se apretó
un mezcal de gaoneras con la suerte cargada, entre el azul turquesa del vestido, los azabaches y el verde de los vuelos. Qué es-
candalera.

A todo esto, el fondo Ligerito, hecho en el molde de la perfección, como émulo de Orgullito, el toro indultado por el Juli en
2018, brotaba a borbotones de lujo. Hubo miedo a que fuera a
agotarse como aquel Juan Pedro de Madrid en 2009, pero fluyó
como una máquina inacabable. Morante lo imantó desde unos
ayudados de Rafael el Gallo, le ligó atalonado el toreo, echándolo
hacia delante, acinturado en su leyenda. Improvisó otra vez planos
viejos y volvió a hacerlos únicos. Por una y otra mano, lloraba la
gente. Esas lágrimas de lava quemaban por las mejillas. Hasta que
de frente y a pies juntos, entre Paula y Dios, golpeó las puertas del
cielo. Los viajes morían detrás de la cadera, donde muere la muerte. Una tanda que sublimaba una obra para la historia, una lidia
tumultuosa de asombros. El silencio bajó a la plaza cuando se perfiló con el acero. Dedos cruzados. Algún runrún de indulto. Una
sospecha de rabo, los máximos trofeos, la única posibilidad que
había de descerrajar la Puerta del Príncipe. Y sonó como un ca-
ñón el espadazo.

Un crujido de maderas. MdlP todavía le sopló al último aliento las últimas perlas del arte, pegado a su cintura, a su derecha, sin
ayuda. La Maestranza avivaba su incendio. Pañuelos, voces, llan-
tos. Ya no había horas. Perdí el reloj. Las dos orejas, el rabo, la
vuelta al ruedo para el toro y la procesión hacia el Guadalquivir.
Sevilla saldaba con Morante de golpe las deudas de toda una vida,
las hipotecas contraídas, la infravaloración. Abrazó los premios
con la sacudida de la ilusión: veintiséis años de alternativa y segunda Puerta del Príncipe, pero sin paragón del último medio siglo,
cincuenta y dos años sin suceder. Ni comparación con aquello.

A las 20.39 recuperé el reloj roto mientras Diego Urdiales había
hecho cosas caras con un buen toro, que perdió el interés según
avanzaba la faena y tropezaba los engaños. Todo se fue desvanecien-
do hacia la hora del Guadalquivir. Una soberbia estocada puso el
cierre. La leve petición no cuajó.

Catorce minutos después Juan Ortega, con el hechurado último que abrochó la notabilísima corrida de Domingo Hernández y una fecha para los anales de la tauromaquia, esbozó bellos apuntes que se evaporaron en las nubes. A las 20.55 había acabado.

Y empezaba la procesión de Morante, el torero más completo de la historia.

Santander, 23 de julio de 2024
Regresó Morante, desencadenó al genio
y resucitó el arte

A la hora en que se decidía la suerte, a las 11.50 que marcaban los relojes del sorteo, Morante de la Puebla aún dormía en el Palacio del Mar, su hotel santanderino frente a la playa del Sardinero. Tamborilearon los dedos de los peones en la copa del sombrero de ala ancha, agitando las bolitas de papel con los lotes hechos, los números de los toros que se cantan como la lotería, pero en voz baja. Un bisbiseo. «147-34», para Enrique Ponce. Un chasquido como lamento en la cuadrilla de enfrente. Gustaba esa pareja de la corrida Domingo Hernández. «110-157» caen en el destino de Morante. Alguien dice que el 157 es hermano del toro del rabo de Sevilla, aquella ensoñación histórica del 26 de abril de 2023. Ligerito se llamaba el inmortalizado, sangre de este 157, Algodón. Algo poético los unía en su relación nominal más allá del ADN.

Curro Javier, banderillero nuevo, viejo sabio de plata, en las filas de la cuadrilla del maestro de las marismas, telefonea al apoderado, Pedro J. Marques: «Hemos echado el 110 por delante, así más pitorrón». Y le cuenta la hermandad de Algodón con Ligerito. Pedro se ha quedado velando el sueño de José Antonio en la suite 601, la misma de siempre. Cosas de toreros. No se ha separado de él en estos casi dos meses de oscuridad, entre idas y venidas a la capital de Portugal, a la Clinical Center Champalimaud, donde en la rama de neuropsiquiatría parecen haber encontrado la tecla del tratamiento que le ha devuelto a Morante la luz, el equilibrio al menos, la fuerza: «Aquello es como Houston». Los pro-

200

blemas físicos también han remitido. Como los calambres que vaciaban sus piernas.

Pasadas las 12.20, el torero gallista que se explica por Belmonte despierta. El sol se posa en su pelo azabache arrebolado de viejas tauromaquias. Morante es un archivo de ellas, de todo lo visto en torno a la esencia del hombre que torea más despacio que ninguno, más cerca que nadie, mejor que todos. Algunas visitas le entretienen por la mañana. La noche fue noble y amable. Cenó en el restaurante Los Peñucas, de la familia de Iván de la Peña, que también jugaba con terciopelo. Ese don del temple con el que se nace o no. Es más difícil con el toro, convengamos, que con el balón. Una mariscada armó la cena. Estuvo tranquilo. «Ya sabes que es introvertido, reservado, callado», cuenta Pedro. La tranquilidad es la felicidad de quienes buscamos la paz entre demonios internos. «Estoy bien dentro de lo que es esta pesadilla», había declarado Morante cuando *El Mundo* adelantó la noticia de su ansiado regreso, pues tal es la orfandad del toreo en su ausencia.

Recordé en este tiempo la entrevista de aquel lejano octubre de 2022, cuando cumplió en Ubrique el insólito número de cien corridas en un torero de su corte, que es el arte, y yo le hablaba de su plenitud. La respuesta traía algo de profecía o de realidad: «Sí, pero hay que ser consciente de que la naturaleza no perdona. Cada año que pasa es un año más, y el toro siempre sale con la misma edad. El sufrimiento que uno acumula también se hace más longevo, y me lleva a preguntarme hasta cuándo. Es difícil pensar en dejar de torear». Y hablaba de la sorpresa que le causaba levantar, a estas alturas, tras su trayectoria de sierra, tantas ilusiones, y ser pieza imprescindible para los empresarios, para la fiesta y la afición, demoliendo el ripio de «los toreros de poder a mandar y los de arte a acompañar». La base del valor descifra las claves de la piedra de Rosetta de su tauromaquia. Pero explayarse en el momento en que José Antonio le dio la espalda al culto al miedo es alargar esta historia que afloraba al sonido de los clarines de la plaza de Cuatro Caminos.

Inconscientemente quizá, o no, Morante y su gente han normalizado en estos meses de dolor hablar de la salud mental en un mundo tan cerrado como el del toro, ajeno a otras ramas de la cultura y diferentes disciplinas del deporte que van rompiendo tabúes en pleno siglo XXI. Y eso también es de valientes.

En ese *impasse* de tiempo entre el mediodía y las 18.30 de la tarde, Morante había elegido su vestido de gris perla y oro mirando por la ventana de la suite 601.

Cuando se deshizo el paseíllo, una inmensa pancarta de Enrique Ponce —«Maestro de maestros»— bajó como vela mayor por la meseta de arrastre con su figura para despedirle. Ponce, en principio, copaba el protagonismo de este 23 de julio con su adiós a Santander. Hasta que MdlP decidió reaparecer aquí y se comió la noticia. Pero la ovación fue para el Minotauro de Chiva, que la compartió con sus compañeros. Y no sólo: a las 18.45 brindaba a Morante el toro de apertura de la bonita, terciada y ligera corrida de Domingo Hernández.

Un vientecillo marinero se coló como invitado, no precisamente de piedra, en Cuatro Caminos. Ponce lo sintió en su capote y en su muleta, y eligió los terrenos donde se arremolinaban los papelillos. Al torillo, el más despegado del piso de los seis, le faltaba poder y empuje, y parecía afligirse en los embroques. Pero su racita le hizo crecerse y estar no sólo en pie, sino siempre encima de Enrique Ponce. Que manejó con manifiesto esfuerzo la ecuación hasta cortarle la oreja.

A las 19.03 saltó el 110, que a Curro Javier se le hacía más pitorrón. A lo importante: Morante le dibujó seis verónicas en marea creciente de compás hasta más allá de las rayas, primorosas las dos últimas y la media acaderada. Alrededor de su cintura se enroscó un quite de gráciles chicuelinas. Otra media, de otro modo, más arrebujada, certificó que el genio había vuelto. Y brindó a su apoderado, a Pedro, el hombre leal, muro de las lamentaciones, estibador del ánimo. Una apertura de ayudados por alto, de sabroso codilleo e impagable empaque, desembocó en una trincherilla que fue un pequeño orgasmo y un pase del desprecio como un cuadro.

No hubo una grieta, dos meses después, en la actitud de MdlP, más allá del arte, tan asentado de plantas, tan rebozado siempre con el noble toro. Que sin embargo punteaba por su mano izquierda. Ni el viento ni el punteo le mermaron la moral en una extensa serie de naturales que pedía ya el remate, antes que el susto. Los hubo de trazo y limpieza categórica y otros no tan logrados. Superados todos por la ronda final también al natural. Hasta entonces el valor férreo, la colocación verdadera, la espera. Y una mano derecha que trazaba el viaje glorioso rebozado en su faja. Formidablemente ceñido en aquellas series macizas, atalonadas en la resurrección del arte. Qué inalcanzable torería. A las 19.37 brotó la mejor noticia: la sonrisa de Morante. Lo tumbó de una estocada en rincón de Ordóñez, presente de antes en su majestad, y paseó el ruedo con una felicidad inmensa, la oreja por supuesto —y otra que se pidió con entusiasmo— y una caja de habanos superlativa.

A las 19.45 dobló Prestigioso por una estocada letal de Fernando Adrián, el tercero en liza. Que montó un alboroto con toda la carne en el asador. Esa irreprochable manera de arrear y esa gloriosa forma de embestir formaron un choque de estilos que acabó con las orejas del toro artista en manos del matador.

A las 19.50 hubo un interludio melódico en homenaje a Enrique Ponce con las interpretaciones de «Santander la marinera» por megafonía y «La fuente de Cacho» a capela en los tendidos de sol. Y, por si se hacía poco, la banda de música se arrancó con «Gabriel's oboe», de la banda sonora de Ennio Morricone para *La misión*. Traía el toro una calidad exquisita, frágil, divina como el oboe. Y Ponce la pulseó, la acarició con los vuelos y las yemas de su izquierda, hasta desembocar en la poncina que, particularmente yo, temía tanto como la BSO. EP se recreó como un junco en el momento. Nada va a cambiar tras treinta y cuatro años de magisterio. Fue una emotividad larguísima que llevó al aviso antes de la contundente estocada. Que consumó la bonita despedida, con un ambiente lindo, y dos orejas elevadas al cielo con sumo agradecimiento.

Cuando a las 20.25 apareció el 157, Algodón, el hermano de Ligerito, quiso saltar como si se lo llevara el viento, tan liviano, por encima de las tablas. Y no fue sólo una la intentona. A Morante se le cayeron algunos lances lacios de las muñecas. Y en el caballo trataron de frenar los ímpetus traviesos de toro de Concha Hernández. Que quedó sangrado en su informalidad. El prólogo de faena morantista constituyó un sublime gozo, una fábula de perezas, y la muleta dormida abajo. Y siempre, siempre, la pureza, el embroque de Dios. Su taleguilla lo delataba, barnizada de sangre. Valiente y confiado, seguro ya en los medios, aguantó un parón, algunas miradas. El corazón como la piedra de Roseta de su tauromaquia, ya digo. Y el toreo fluyó como el agua, cristalino entre las rayas, en naturales inmarcesibles. Sonaba «Suspiros de España», igualito. Qué faena. Un molinete zurdo acabó en desarme. Una estocada corta. Una sola oreja. No importa. Morante no se iba, sino que volvía. Y con toda la resurrección del arte a cuestas. Regresaba de la oscuridad a la luz, esa victoria del alma.

A las 20.56 Fernando Adrián sufrió una voltereta espeluznante con el capote, muy dura. Se recuperó con la cara magullada, y ya sin chaquetilla siguió arreando con el último, tan encastado, de la buena corrida de Domingo Hernández. Como si no tuviera la puerta grande asegurada. Unas manoletinas de infarto. Una estocada, otra oreja. Y la fotografía soñada al lado de dos maestros.

Pasadas las 21.30, Morante se desprendía de la chaquetilla en la habitación 601 donde había despertado de una pesadilla.

Sevilla, 1 de mayo de 2024
Morante revienta el cónclave y se proclama papa del toreo

Morante de la Puebla se proclamó en la Maestranza papa del toreo, reventando este cónclave de Sevilla de presuntos herederos. Obró el milagro del arte, el más gallardo, arrebatado y hermoso, y enloqueció a la Maestranza, de nuevo. Dios bendiga la lucidez de su cabeza y la pureza de su corazón. Un invierno de oscuridad y dieciocho electrochoques después, paseaba dos orejas entre gritos espasmódicos de «¡Jo-sean-to-nio Mo-ran-te-de-la-Pue-bla!», como aquel bíblico 26 de abril de 2023 rabo en mano. Y se volvió a sentar en el trono que decían que ya no era suyo. Y lloró como un niño con todo el sufrimiento roto a sus pies.

El runrún de la riada de aficionados desbordaba horas antes las calles que desembocan en la plaza de la Maestranza. El sevillanísimo cartel con Morante, Juan Ortega y Pablo Aguado, dado en llamar del arte, aunque el arte es un don sólo de Dios, y Dios es de La Puebla, había agotado el boletaje a una velocidad de relámpago, a la que ninguno de los tres torea. De las taquillas colgaba el cartel de «no hay billetes» por segunda vez esta temporada; del reciente Domingo de Resurrección, pendió el otro con el nexo común de MdlP. Que regresó sin que en Sevilla se enterasen de que había vuelto.

A las 19.00 de este histórico jueves 1 de mayo, el genio les concedía otra oportunidad —y no van quedando muchas— al lado de sus «hijos» y presuntos herederos que suele devorar. Como sucedió otra vez. La inolvidada y redonda eclosión de Aguado en 2019 provocó un terremoto que sacudió a la Giralda y a Morante. Como el quite de Ortega en la tarde del hito del rabo en 2023 provocó una voracidad en él que únicamente su crítica salud mental ha podido frenar. En ese triste rellano de abril de 2024 levantó Ortega en Sevilla la faena de su vida.

A las 19.05 aparecieron los tres toreros sobre el redondel de este apasionado escenario de la Maestranza que las cámaras de Canal Sur proyectaban más allá de sus fronteras: Morante, vestido con un impresionante terno verde esperanza cargadísimo de oro, marcó una cruz con la punta de la zapatilla en el albero. De papa del toreo. Cargado, pero de kilos, saltó el toro de apertura de Domingo Hernández, recogido de cara. MdlP, insuflado de ánimo, esperó su suelta salida, soltó su capote lacio y, de una en una, voló sabrosas verónicas que desembocaron en una larga portentosa. Nada para las dos verónicas que se le cayeron de las muñecas en el quite justo antes de que el toro pegase un volatín que contó como puyazo. La media a la cadera remató la obra de arte inconclusa.

Apuntaba el domingohernández una buena condición, una clase cierta, un fondo que faltaba en la misma medida que sobraban cincuenta kilos. Intervino por delantales Juan Ortega, enfundado en un merengoso celeste y plata. El papa y el monaguillo. La lidia de Juan José Domínguez se antojó profusa y equivocada de terrenos. Morante lo tenía clarísimo, su expresión transparentaba la determinación, la actitud, el compromiso. El prólogo de faena en el tercio, en el lado opuesto a donde sucedió la brega, desprendió torería y esperanzas. Se fue el maestro a la misma boca de riego con él, y allí se embrocó en una serie de derechazos preñada de empaque. Y sobre la izquierda sopló un natural que adquirió categoría de sobrenatural antes de otros buenos, tan asentado, macizo y de verdad el torero, con más fondo que el toro. Que emprendió su decadencia a pesar de los tiempos y el aire concedidos. Una bella ronda a pies juntos sobre la derecha y otra de naturales enfrontilados, ya en el tercio como final, todo puro y ceñido. La espada errática —pinchazo, media y descabello— no impidió la ovación.

Otra escuchó Juan Ortega a las 19.57 tras agarrar una estocada muy segura. Esa seguridad del oficio aprendido, en el que tanto ha crecido, presidió también la faena con un toro de ir sin irse, o de venirse sin marcharse, siempre en falsete, durmiéndose y exigiendo más de lo que transmitía. Desde que salió cantó falta de ritmo. Y Ortega se empeñó en torearlo a compás en un montón de verónicas muy jaleadas pero que, en verdad, sólo una adquirió, por el izquierdo, el rango superior de lo extraordinario. No se puede torear a compás a un toro sin ritmo. Volvió a intentarlo en el quite, con más o menos el mismo éxito. Más ruido que nueces. El toro, de más cara que cuerpo, mostró en banderillas complejidades que pagó Jorge Fuentes al cruzarse. Y luego ya siguió como está contado.

Al montado tercero, siempre engallado, de contada humillación y desentendido de todos en los tercios previos, le faltó celo. Y también descolgar. Y, por supuesto, bravura. Casi toda. Pablo Aguado le dibujó carteles de toros, desde el inicio rodilla en tierra, con esa cadencia innata, cuando le cogió el aire. O, mejor dicho, cuando le sostuvo el pulso y lo retuvo en su muleta. Una trincherilla sublime, un ayudado formidable. Aguado sigue fiel a una naturalidad no estudiada, y salpicó de ricas cosas la forzosamente deshilvanada faena que no culminó con la espada. Lo sacaron al tercio por la belleza salpicada.

A las 20.28 Morante de la Puebla acabó con el cuadro a una mano, con el capote en una sorpresa mayúscula que volteó la Maestranza, puesta en pie con un temblor de siglos. Volaban las largas de mano a mano, con el pecho henchido de viejas tauromaquias, mientras la gente se agarraba la cabeza, loca de entusiasmos. Cuando libró el último lance, la plaza era ya un manicomio. Un pasodoble se alzaba desde la banda del maestro Tejera. La gallardía del genio, su valentía, siguió con la muleta. El toro, bien hecho y armado, tenía sus claves, sus terrenos, su puntito de genio. MdlP, el más valiente de los toreros, y el más sabio, y el más completo de su estirpe, desveló todos los secretos de la embestida ofreciendo los femorales. Allí en el sol. Como un tributo del que brotaban naturales increíbles, derechazos impensables, con el toro silbándole por los muslos. Y él aguantándolo todo, dándole el sentido último al toreo que es la entrega de la propia vida. Y así se tiró entre la testuz con la espada y los pitones en el corazón. Y enterró el acero empujando con el alma. Estalló la plaza, otra vez. Una explosión de dos orejas, un milagro tras la oscuridad del invierno. Dios bendiga la lucidez que embriaga su prodigiosa cabeza.

Valió el desgarbado quinto con su escaso aliento para que Juan Ortega prendiese verónicas en el aire, el tiempo detenido. Sonó la música también. Una catarata de oles con el eco puesto en un quite alado por chicuelinas. Replicó Pablo Aguado por el mismo palo y con el mismo son. El prólogo de faena de bonitos ayudados por alto careció de continuidad con la embestida pidiendo árnica. Una ronda de derechazos apenas. Intentos baldíos. Un desarme y una estocada baja.

El último sirvió poco. Pablo Aguado le voló el capote con ese aire antiguo de jugar los dos brazos. No había causa. Ni caso. Y ya era de noche.

Sevilla, 5 de mayo de 2025
Morante, la memoria del toreo
y dos que se han olvidado de torear

A Morante de la Puebla el tratamiento de lo suyo le ha dejado dentelladas en los recuerdos, un borrado parcial de faenas, obras de arte que habitan en nosotros. La Maestranza le refrescó ayer, por si acaso, la belleza esculpida el último 1 de mayo sobre el albero. Estas secuelas de los electrochoques, la pérdida de memoria, el fundido en negro, no dejan de ser paradójicas siendo Morante la memoria del toreo. Un museo histórico de tauromaquias añejas y, sobre todo, un archivo emocional. Que se enciende ante el toro para que brote el toreo. MdlP no se ha olvidado de torear, esto es obvio. En verdad, se han olvidado otros. Allí estaban José María Manzanares y Alejandro Talavante para demostrarlo una vez más.

Parten de una base que ahonda el contraste: citan donde Morante pisa, ponen la muleta donde él se coloca y se los pasan por donde el embroque pierde su nombre. Y la taleguilla de Morante, embadurnada en sangre de toro, acaba siendo la prueba diaria del algodón. Cuando se echó la noche, el hilo blanco y el fondo turquesa de su vestido ya eran una franja roja por su faja.

La lección de torería y valor del maestro en sus dos toros —ningún regalo— selló la tarde, recompensada con una oreja que empataba con Manzanares sólo en el marcador. La diferencia se hacía abisal porque además el alicantino gozó de un lote de Puerta del Príncipe. Si bueno y enclasado fue Zarabando, superlativo resultó Frangeado, preñado con la bravura más cara de toda la feria. Ese pitón izquierdo para haber bordado y parado el toreo. Caray con Matilla, flaco favor le ha hecho a su poderdante en estos momentos de no sentirse por ningún lado. El toro, que era de los que te ponen a torear bien y despacio, pareció recuperar —también el anterior— en algún momento al lejano JMM. Pero no. Tardó un siglo en ver la mano clarísima —ese Paraíso en la izquierda—, no lo cuajó y al final lo pinchó. Desperdició la ocasión vital para reflotar su declinante carrera y la relación ya mortecina con Sevilla.

Vayamos a lo importante.

Un primero de Matilla, bajo y bien hecho, se condenó pronto al pañuelo verde con su escaso poder y sus blandos apoyos. A Morante se le vino por dentro, se le quedó por debajo y, aun así, le sopló una verónica primorosa y una media hermosísima y quebrantadora que crujió a la plaza tanto como al toro.

El sobrero, del mismo hierro, se montaba, altón y muy armado, enseñando las puntas. Fino de pitón pero no de hechuras. Se emplazó encampanado. Morante anda con una confianza extraordinaria. Tanta que se fue a los medios a recogerlo, sobre las piernas. Que dan seguridad al corazón. Y, una vez cerrado, se estiró a la verónica. Poderoso, valiente, vozalón. De una determinación asustante. Le jodía al toro ir sometido, y se revolvió. Un desarme apuradísimo.

La faena siguió presidida por la decisión, la torería y la inteligencia. Para entender de entrada al bruto a su altura y exigirle más después. Hubo tandas extraordinarias por una y otra mano, que sumaron un mérito sordo: cuando ligaba los obligados de pecho, la embestida se rebotaba. No sé si se enteró mucho la gente. Del prólogo por alto —un pase del desprecio de cartel— al epílogo abierto con una trinchera monumental. A pies juntos el final. La espada enfrió un ambiente que nunca se terminó de calentar. La banda tocó el pasodoble de Curro Romero.

Se habrían de enterar con un cuarto negrito de lavada y astifina expresión al que armó precisamente con la suya, con la expresión morantista hecha de viejos bronces, un alboroto grande. Los ayudados por alto de la apertura desprendieron aromas de Rafael, el Gallo. Sobre la mano derecha se puso a compás, y sobre la izquierda pronunció el toreo. El fondo del toro no aguantaba y, desde entonces, a partir del tercer muletazo se descomponía, al final ya rajado. Morante, asentado, atalonado, ofreciendo el medio pecho, se ofrecía entero; la pierna de fuera adelantada. Le arrastró con los traseros el toro y el susto encogió el espíritu de Sevilla. Arrebatado de orgullo, MdlP, cerrado en tablas, arrancó por inconmensurables naturales, tragando con todo, los oles más roncos de la plaza. Un espadazo, una oreja de ley. Paseó el ruedo un torero que se había vaciado por completo.

Talavante, desde que reapareció en 2021, se ha quedado amnésico de quien fue, desmemoriado del toreo. Infecundo e incapaz para que la llama vuelva a prender en él. Se asoma al muletazo como si fuese su pasado. Y no lo encuentra ni se encuentra. Todo es periférico. Fue el tercero un toro propio de Guijuelo. Pero los de Guijuelo también hieren. A Javier Ambel le rajó el muslo, de arriba abajo, a la salida de un par con la querencia a la espalda. No valió el toro.

Sí el último. Y mucho. Buena corrida. AT tiró del efectismo desde el arranque por cambiados en los ruedos, esa arrucina temeraria. El toreo serio y Talavante caminan por senderos paralelos. No se cruzan ni por accidente. No posa la muleta ni muerto. Un cambio de mano fue lo mejor. El resto, morralla para la plebe. Que pidió las dos orejas —«¡Torero, torero!», gritaban— porque Talavante hacía fruslerías en tablas, más fruslerías quiero decir, ya con el toro rajado, y mató con rectitud. Menos mal que la presidencia se puso en su sitio y frenó el locurón en un trofeo.

Igual no es sólo que estos se hayan olvidado de torear y resulta que Sevilla ha borrado también los códigos del toreo que custodia Morante en su memoria.

Madrid, 28 de mayo de 2025
Un presidente ignaro escupe sobre la historia viva del toreo y la faena de San Isidro

Morante obró el milagro del toreo, y luego no hubo nada más. Un terrorista taurino con placa y alma de policía escupió sobre la historia viva del toreo, una obra de arte, la faena más excelsa de todo este San Isidro de vulgaridades y cojonazos. Le llaman Iñaki al presidente Ignacio Sanjuán que ninguneó a uno de los toreros más importantes de un siglo y pico de tauromaquia. Que si el descabello, ¡venga, hombre! ¿La magnitud de semejante explicación del toreo, un tratado inmarcesible, una cosa única, la vas a medir por una suerte de matarifes, ignaro, contra la mayoría y el sentido común? La creación inigualable iba para Puerta Grande, admitamos que el verduguillo la racaneara hasta una oreja —no la Oreja de Oro de la Corrida de la Prensa innegociable—, pero ningunearla así es chavista.

La expectación que precedía a Morante de la Puebla colapsó Las Ventas. Toreaba el mejor de los toreros. Alguien gritó: «¡Acuérdate de Sevilla!». Y a las 19.11 MdlP se acordaba de Sevilla, la fragua y la forja del toreo. Jugados apenas los brazos, apenas los vuelos, trenzó una madeja de verónicas ingrávidas que caían por su propio peso en un palmo de terreno. El temple en sus muñecas y en el fondo de un toro de clase extraordinaria, esa manera de volcar la cara, el poder exacto. Y sobre esa piedra de la bravura tamizada de calidad edificó una ensoñación, una faena de un clasicismo absoluto, durmiendo el toreo con una embestida que a veces se dormía. A veces gateaba. Despacio fluía la maestría. Como se ama y se canta. Antes, entre medias, Morante salió a hacerle un quite a cuerpo limpio a su tercero a la salida de un par, un quiebro gallista, un recorte de *La Lidia*.

La obra fue un tratado bíblico del bien hacer. Del toreo fundamental sublimado, ligado de verdad, hundido en sus talones, embrocado con pecho, cintura y compás, salpicado de carteles de toros, de trincherillas chispeantes, cambios de mano profundos, un natural que aún revolotea. El ajuste de su izquierda anulaba los espacios. Qué manera de hacerlo.

El genio cerró como aperturó, doblándose con el toro. No sé si los oles de Madrid correspondían en intensidad a lo que acontecía. Esa conciencia de estar viendo torear a la historia misma. Pero bramaba Madrid mientras otros nos emocionábamos. Era de Puerta Grande sideral. La estocada se hundió pasada, con cierta travesía que le restaba muerte. La suerte de matarife del descabello no debía ensombrecer la faena de la feria. Ni las de Alejandro Talavante ni Tomás Rufo, supuestamente triunfales, le llegaban a esta a la suela de la zapatilla. Se pidió la oreja con fuerza, mucha. Todos los pañuelos se estrellaron contra el palco de Ignacio Sanjuán, al que en el 7 llaman Iñaki. Uno de esos presidentes lanares, sectarios, sumisos a los ultras. Un policía que ejerce de terrorista taurino. Como aquel Espada. Cojan cualquiera de las orejas que se han concedido en este San Isidro y comparen a Dios con un gallego. Morante no quiso ni dar la vuelta al ruedo, visiblemente disgustado, desmoralizado quizá. El robo del siglo. Todo habría que fiarlo al último toro, pues una oreja ya era un giro al menos a la cerradura del portón de la gloria. Tan ansiado.

Ya no hubo ocasión de resarcirse, la plaza, no Morante, con un toro muy grande que se ponía constantemente por delante, cruzándose. MdlP dejó la lidia en brazos de Curro Javier. Y después armó muleta y espada, la de verdad, le quitó las moscas al garcigrande como si fuera Rafael y lo avió con un golletazo con mucho de aquel. Palabra vieja, con su sabor también. Una bronca torera y pasajera que se convirtió en ovación. No se merecen a Morante de la Puebla. No sabía Sanjuán que había escupido sobre la historia viva del toreo.

Salieron los otros artistas a devolver este arte antiguo a la modernidad. A TR le tocó el otro toro que embistió bien, una vez superado algún punteo. Buen pitón derecho, abriéndose mucho. Rufo lo toreó siempre periférico, sin reunirse con él. Cabía una yunta de bueyes, y toreaba al de fuera. Había empezado la faena al revés, por el izquierdo. Y no eran ni los terrenos ni la mano. Faena vulgarota e insincera. Como sexto apareció un toro alto despegado del piso. Sin maldad pero ni clase ni entrega. No para triunfar pero para estar mucho mejor. Tomás Rufo se dejó la cabeza y el alma en Pepino. No estuvo.

Alejandro Talavante se encontró con un lote fundido, que se encogió. Fue el quinto el único cuatreño de la seria corrida cinqueña de Garcigrande que no sirvió. Al final de la tarde sólo quedaba en pie el maestro de la Puebla. Siempre nos quedará Morante.

Madrid, 8 de junio de 2025
Y Madrid se puso, por fin, a la altura histórica de Morante

A las 21.40, con la luna colgada del cielo de Madrid, una masa enfervorizada agitaba a Morante de la Puebla por la calle de Alcalá. Y Madrid, como si fuera Sevilla, coreaba su nombre —«¡Josean-to-nio Mo-ran-te-de-la-Pue-bla!»—, colocando en su sitio a uno de los más grandes de toda la tauromaquia, el más grande que estos ojos hayan visto.

Madrid se puso por fin a la altura de la historia. Madrid se colocó al final a la altura de Morante. Y Las Ventas por fin abrió su Puerta Grande a un artista irrepetible, que ofreció una tarde de toros magistral, no sólo por el arte deslumbrante, sino por un fondo de torero descomunal. MdlP firmó un tratado al alcance de nadie con dos toros de Juan Pedro medios o mediocres, muy lejos de la excelencia de los de Fernando Adrián.

Morante de la Puebla sintió la plaza ardiendo ya en el paseíllo, puesta en pie cuando se rompió en una ovación emocionantísima. El pueblo ejercía una justicia reparadora con el maestro ultrajado. Que saludó con su montera azul, azul noche como el terno bordado de azabaches, los pañuelos como palomas en los bolsillos de un mago, el chaleco de oro que distingue al matador de toros. A las 19.10 Morante, entre el correteo del toro, le había dibujado dos verónicas con el capote lacio, suelto, amarrado el compás. Y dos más estratosféricas, mecidas en el pecho, en el juego de la cintura, en el pulso de sus muñecas. Y el toro volvió a irse después de un delantal, antes de enredarse en unas chicuelinas aladas, giradas sobre el barroquismo de su figura. Quedó la media arrebujada pero no limpia, enmendada por una serpentina airosa, de garboso paso.

De Seminarista, de Garcigrande, a Sacristán, de Juan Pedro, la historia de Morante pasa por Dios. De aquella antología del 28 de mayo en la Corrida de la Prensa a esta joya primera de la ya histórica Corrida de Beneficencia. Sacristán portaba una hondura enorme, una largura infinita y un morillo cargado sobre el cuello. Un tío grandón pero no flexible. Noble y fijo pero no excelente, el fondo contado como la calidad.

Morante aportó la dosis, la torería y el empaque desde los ayudados por alto, codilleros, sabrosos, rematados con un molinete invertido y un pase de pecho para guardarlo entre los hielos de la memoria. MdlP se puso con el toro en los terrenos de Antoñete —en paralelo a la segunda raya—, con la geometría de Antoñete en la ligazón —cambiando sólo zapatilla por zapatilla en el giro—, y así brotó el toreo reuniéndose con él. MdlP se funde con el toro de tal modo que todo es una sola escultura. Pero en la tercera serie, todas de una altura inalcanzable, volcánicas en su hondura, bien resueltas con cambios de mano y pases de pecho a mano cambiada, el toro le pidió al maestro sitio, que perdiera un pasito, porque se había estrellado con la muleta. Los naturales siguientes fueron un prodigio, de ajuste y naturalidad, de una pureza inigualable. Esa que surge cuando Morante se hunde en sus talones. Bramaba Madrid. La faena estaba hecha. Lo cantó el juampedro. Cruzamos los dedos para que la espada se hundiera, y se hundió en todo lo alto con Morante empujando con el corazón de veintidós mil almas. La muerte fue espectacular; la pañolada, explosiva. Una oreja con fuerza atronadora, y la otra se quedó por el camino. Esa justicia reparadora del principio debió aplicarse también, aunque algunos sostenían que la faena, en sí misma, era de dos orejas. Y, sobre todo, porque después se empató el marcador con Adrián…

Había esperanza. A Curro Romero se le sacó a hombros de esta plaza con una oreja en 1959 y 1965. Pero al final hubo una justicia poética. Morante de la Puebla buscó con toda su alma la Puerta Grande anhelada, perseguida durante veinticinco años, inventada. Eso fue. Un prodigioso invento con un toro que no le regaló nada, valentísimo ante los topetazos, hallando la veta del toreo como un zahorí en el desierto. Se había protestado el juampedro, que realmente decía poco, pero lo peor es que no ofrecía nada. Ni clase ni entrega. Cierta violencia. Y entonces Morante apretó los dientes, halló ese haz de luz de su privilegiada cabeza y agitanó su muleta. Desde el inicio rodilla en tierra con un cuadro de Roberto Domingo, pasando por la derecha que templaba lo intemplable y salía limpia por abajo. La faena, además del brutal tono artístico, creció sobre el fondo del extraordinario torero que es. Esa colocación de Dios pisando la tierra.

Aquello estalló con un par de naturales con el sello de la eternidad, dos naturales impensables, de una profundidad inaudita y una verdad que hasta los del miau callaron ante el rugido. MdlP sentía la Puerta Grande entreabierta y se vació por completo. Un cambio de mano gallista para torear de nuevo por Belmonte al natural, yéndose al pitón contrario, yéndose hacia la gloria. Qué barbaridad de tipo. Quedaba matar, ay, y mató. Cayó baja la estocada, sí, pero se lo debía la historia, tantos casis, tantas faenas, tantas obras maestras, en la frontera. Cedió el presidente a la fuerza del pueblo y, por fin, la plaza se puso a la altura de Morante.

Lo que pasó antes y después de él fue como cuando Calípides quiso imitar el gorgojeo del ruiseñor ante Agesilao, y este le contestó: «No deseo escucharte. He escuchado muchas veces al ruiseñor auténtico y ya sé cómo canta».

Da igual cuando leas esto: Fernando Adrián se llevó un lote de vacas, el toro de la tarde, un tal Pardillo de calidad superlativa y elásticos movimientos, el ritmo sostenido de lo especial, la categoría de los mimbres mansitos que hacían abrirse su bravura. Adrián fue lo que es. No da más allá de una tosquedad durísima, una desarmonía tenaz. Costaba entender los oles después de ver torear al más grande. Le dieron una oreja. Fue notable también un quinto de tranco proverbial, agotado antes de hora. Aburrido quizá. Los mejores muletazos fueron de rodillas, en un prólogo contra el toro. De nombre Archivero. Un metisaca. Le han tocado toros para refundar el campo bravo de excelencias.

Borja Jiménez se atascó malamente con la espada con el lote de menos prestaciones, tampoco despejado en exceso de ideas en una tarde que tuvo un solo nombre. «¡Jo-sean-to-nio Mo-ran-te-de-la-Pue-bla!», coreaba la marabunta por la calle de Alcalá.

Pamplona, 9 de julio de 2025
Morante sigue rompiendo techos
y hace lo inaudito

A Morante de la Puebla lo zarandeaban a hombros por las calles de Pamplona, por la plaza del Castillo, camino del Gran Hotel La Perla, cuando el sol se ocultaba por el Balcón de Pilatos. Volvió a romper el torero más grande que haya parido madre otro techo en su carrera en este 2025 antológico con la primera puerta grande de su carrera. Pero no sólo: lo asombroso es hacerlo en Pamplona por el camino de la ortodoxia, y meter por tanto a Pamplona en el buen toreo. Y conquistar lo inaudito, lo insólito: seducirla en el toro del bocadillo —en treinta años no vi nada igual— con el peso de lo auténtico. Y sin un solo circular en el feudo de Roca Rey y ante Roca Rey. A esa fotografía histórica se asomó Tomás Rufo como invitado especial.

Álvaro Núñez ya había triunfado antes de triunfar en su debut. Su intervención matinal en TVE sentó cátedra con una claridad meridiana, una inteligencia afilada y una valentía inusual. Cada frase, un misil a la televisión de todos que esconde la tauromaquia. Maravillosa la cobertura de los encierros, pero queremos el mismo trato para el toreo; fijaos si el toro da miedo que por las mañanas corren delante quinientos tíos y por la tarde hay uno que se queda quieto, se lo pasa cerca y crea arte. El subconsciente de Álvaro hablaba de Morante de la Puebla —temporada antológica— como hablaban todos y cada uno de los espectadores que entraban a la plaza. Y en Pamplona, ojo, donde el rey es Roca. Como si se lo hubiera comido ambientalmente. Aquí y en todo el año. Un estruendo de veinte mil personas esperaba.

Saltó Majoleto a inaugurar el orejero debut de Álvaro Núñez con sus buenas testa y hechuras; amplia cuna y bajo esqueleto; abanto y suelto; un aire templado que presagiaba el poder contado. La cara sueltecita ya. Morante de la Puebla salpicó el saludo —forzosamente inconexo— de cosas ricas y variadas. Fácil y frágil el vuelo de una verónica que precedió a un desarme; dos chicuelinas imprevistas y barrocas; un bello lance a una mano y otro con la majeza de un pase de pecho para vaciar del todo la salutación. Fue bravo el empleo del toro en el caballo, y el segundo puyazo no escatimó castigo. Lo acusaría.

Brindó Morante a Eugenio Salinas como si le ofreciera la muerte del toro a toda la Casa de Misericordia. Desprendió sabor añejo el principio por alto, y categoría ese natural que soltó su izquierda abajo. Un molinete invertido hilvanó al obligado pectoral, que escribiría Guanes. El obediente núñez de Álvaro incrementó el punteo de su cara suelta, lastrado por la falta de poder, y en lugar de estirarse se fue encogiendo en el viaje y físicamente también. MdlP armó una faena a golpe de fogonazos, planteada desde la pureza, sin nada redondo pero con el hilo de la torería. Agarrándose a un pitón en la coda, antes del volapié bíblico, por el mismo hoyo de las agujas. Esa estocada desató la pañolada hasta la oreja. La gente está con el maestro, y eso es extraordinario porque ha seducido a la gente con lo bueno.

Cómo está matando el maestro los toros entra dentro ya de la antología de este 2025. Otro volapié sensacional puso la guinda a una faena de un valor y un asiento descomunales, donde fluyó el toreo y Pamplona entró en él. Hace treinta temporadas que cubro San Fermín y no he visto jamás meter a la gente en una faena durante el llamado toro del bocadillo. Y menos aún hacerlo por el camino de lo clásico. ¿Y qué es lo clásico? Lo que no se puede hacer mejor. Y mejor que Morante con ese toro no se puede torear. Series inmensas por una y otra mano, esa manera de hundirse y ese modo de citar, cuando se ofrece antes que la muleta. Y muerdes un ¡ay! callado antes de que se desate el ole ronco, un rugido que sale de dentro. Por donde se pasa los toros es algo brutal. El toro de Álvaro Núñez se prestó sin regalar nada; fue el genio el que, pisando el sitio exacto, encelándolo y apretándolo, toreándolo con ese poder que habita debajo del arte, lo vaciaba hasta más allá de donde quería.

Adquiere el toreo una profundidad de abismo, el que hay entre Morante y todos los demás. Qué faena ésta, rematada por maravillosas laserninas. Del espadazo rodó el núñez colaborador a su pesar pero con embroque. Y cayó otra oreja que, desde luego, valía el doble que la anterior. O debió ser doble. La puerta grande abierta por primera vez en su carrera, lo inaudito ya: Morante a hombros hasta el Gran Hotel La Perla.

El toro de la corrida fue un jabonero de apretadas carnes, estrecho de sienes con una colocación de la cara extraordinaria, una bravura sin inercia y hasta el final. Una clase proverbial. Tomás Rufo alcanzó el corazón de Pamplona con su izquierda, la piedra de bóveda de su faena, espejo de su mejor versión. Por la derecha no es igual ni la colocación ni el trazo ni el ajuste. Y Polvorillo la tomaba también. Sin hacer ruido, esa carísima bravura en punto cero que busca Álvaro Núñez. TR acortó distancias para finalizar por circulares la faena, planteada cerca de toriles. Una estocada rinconera y una oreja. Otra se llevó tras una gran estocada sin que hubiese más motivo con un toro altón de escaso fondo que se acabó pronto. Le valió para salir en la foto de Morante.

Roca Rey careció de lote con un toro afligido hasta echarse y otro con poco que ofrecer. Le va a doler la cabeza anunciándose tanto este verano con un torero que borra todo lo que viene detrás. Por el palo del arte. Pero también por el del valor.

Azpeitia, 31 de julio de 2025
Una solemne faena sin premio de Morante

A las 21.15, cuando zarandeaban a Daniel Luque a hombros, ampliado su inalcanzable historial en Azpeitia a golpe de ambición e inventiva, quedaba en el centro del platillo la huella de una solemne faena sin premio de Morante de la Puebla. Y a últimas las cosas bonitas de Juan Ortega reencontrado y a cámara lenta a través del espejo del mejor lote. Luque y Ortega en las antípodas de la efectividad y la suerte. Un lleno de «no hay billetes» arropó la tarde.

A la hora del apartado de los toros se oficiaba en la basílica de San Ignacio una misa mayor en euskera, y a esas mismas doce del mediodía Morante de la Puebla llegaba al balneario de Cestona. San Ignacio es el patrón de Guipúzcoa y Morante se ha convertido en el de su feria de la mano de Joxin Iriarte. Algunos zotes querían alentar un aquelarre tomando su figura como muñeco del pimpampum. El maestro se fumaba un pitillo en el balcón de su habitación antes de enfundarse la armadura que lo hace dios.

Bullía el pueblo en torno a su recoleta plaza, donde una plataforma antitaurina de radicales había convocado una manifestación antimorantista. Aquí gobierna Bildu desde 2011. Del cercano bar Iraye salía tronante el pasodoble «El gato montés». Contrastes. A propósito de la pieza musical, la *manifa* la componían, literalmente, cuatro gatos. Cuando Morante se bajó de la furgoneta, los gritos de la parroquia ahogaron las consignas en cerrado vascuence: «¡Josean-to-nio Mo-ran-te-de-la-Pue-bla!». José Antonio trenzó el paseíllo envuelto en el capote de san Ignacio. Y, al acabar, la comisión taurina entregó el trofeo al triunfador de los pasados sanignacios a Daniel Luque.

La corrida original de Loreto Charro se remendó con tres de Vellosino a modo, y esto provocó un temor que se cumplió, ya con el bonito primero, de exangüe poder. Reducido incluso en el reducido ruedo de Azpeitia. La grieta en su fortaleza, que se expandía por su fondo, le llevó a defenderse por pura impotencia, imposibilitando la continuidad y el brillo del toreo de Morante: una verónica, una trinchera, este natural, aquel pase de pecho. Apenas nada antes de la estocada.

La solemnidad del zorcico, la fúnebre composición que suena en el arrastre del tercer toro, la plaza en pie, descubiertos los mulilleros, se metió dentro de Morante de la Puebla. Que enterró naturales inalcanzables con una hondura sobrenatural en la ceniciente arena de Azpeitia. Enterradas en ella también las zapatillas, Morante se fundió con el toro de Loreto al que tanto le costaba. El toreo hecho carne. Como el valor atalonado, en el cite, en la espera y el embroque. La faena, brindada a Joxin, pesó por su plomada, por su concentración, no frondosa pero sí rica de verdades, detalles y la torería del empaque. Y, sobre todo, insisto, el corazón para pasárselo, enroscárselo y tirar hasta los pases de pecho con todo el asiento en sus pies. El acero arruinó el premio a tanta entrega.

La afición francesa se dejó sentir con su disconformidad en sordina según apareció el toro de Loreto Charro, bizco y abrochado, que, afortunadamente, se lesionó en el caballo. Apelo a la fortuna porque el sobrero, del mismo hierro, más montado y más toro, permitió a Daniel Luque renovar el título de triunfador. O dar el paso previo a hacerlo. Luque entendió la buena mano derecha perfecto, sin exigir, relajado y dándole ritmo a la embestida. Y por la izquierda, más frenado y por dentro el toro, apostó fuerte. Silbaron los pitones por las espinillas. Valor seco. Muy coreada la obra, su trepidante hilván, las resoluciones de la cabeza. Como la explosión final por luquecinas. El espadazo en todo lo alto sonó como un crujido de huesos en mitad del silencio de Azpeitia. Una oreja con petición no atendida.

Ante el quinto, de Vellosino, una cosa de mansedumbre desaborida, imposible en cualquier mano, volvió Daniel Luque a obrar el milagro de inventarse el toro, en este caso absolutamente todo. Consentidor, abriendo caminos, tragando lo suyo —algún que otro pitonazo encajó—, técnicamente imbatible. No quedó ningún registro del toro por explorar hasta tumbarlo de otro sopapo brutal. Otra oreja que amplía su currículo en Azpeitia, igualando a Espartaco en número de paseíllos —once— pero saliéndose de la tabla en trofeos —diecisiete—. Una puerta grande más.

Precisamente el estoque penalizó gravemente a Juan Ortega: un bajonazo tenaz emborronó lo hecho a salto de mata pero con calidad. Tuvo su humillación y su embroque el dije de Vellosino, pero también una dispersión cierta de terrenos y ese punto incómodo de hacer hilo. Ortega, que de salida había dibujado tres verónicas que ahí quedaron, tardó en ver el pitón izquierdo del toro. Por donde lo centró y toreó al natural en dos espléndidas series. Antes y después le costó ordenarlo, gobernarlo, más propiamente dicho. El principio también había sido bonito, al paso la apertura.

A últimas, el sexto, Madrileño, de Loreto Charro, completó el lote más redondo con su estilo, su temple, un pitón derecho extraordinario que Juan Ortega cuajó con cadencia y lentitud. Por esa mano, Ortega deletreó el toreo con caligráfica despaciosidad, disfrutando del trazo curvo. Por la mano izquierda, la embestida no fue igual y le tropezó la muleta. Ese punto y otro de ambición faltaron para haber rubricado la buena nueva de su reencuentro. Y pasar la frontera de la oreja. Pero firmó esas series de regusto. A Madrileño lo aplaudieron en el arrastre, y el sevillano debió salir a hombros.

Puerto de Santa María, 9 de agosto de 2025
Guerra total entre Morante y Roca Rey por un quite

Crepitaba el aire de El Puerto, a más de 30 °C el baño turco, pero no se trataba de la temperatura ambiente, sino del ambientazo desatado en torno al choque entre Morante de la Puebla y Roca Rey, el agarrón, que dicen por México. El incendio venía de antes de Santander, sólo que allí el maestro lo quiso hacer visible. Y vaya sí lo hizo. Hay «rivalidad personal», ha señalado el exultante empresario Carlos Zúñiga con su Real Plaza rebosando gente por las tejas como escenario del encontronazo. A Zúñiga se le ha puesto en estos días cara de Don King. Y esa tensión se disparó a la muerte del complicado cuarto toro, cuando Morante se dirigió a Roca para recriminarle un quite (por caleserinas): «Eso se hace en otro momento, después del segundo puyazo, no del cuarto. Aquí no es reglamentario». A lo que el peruano contestó con altivez: «Maestro, fúmate un purito despacito».

A las 20.05 Morante había pisado reconstruido el ruedo más grande de España: un toro de Garcigrande le había molido el cuerpo la noche anterior en Marbella, y fue necesario infiltrarle, en la propia habitación del hotel portuense, a la altura de la cadera, en la cabeza del fémur, donde acusó la golpiza.

La Real Plaza de El Puerto prorrumpió en una ovación cerrada hacia el maestro, por la gloria vertida la pasada semana sobre esta misma arena, por tantas acumuladas, por el esfuerzo de venir, por el año de antologías concatenadas y su entrega absoluta. MdlP invitó a Roca Rey a compartirla, y el astro peruano le hizo un gesto amable con el brazo en su espalda. Y así, con Daniel Crespo también, despejaron la plaza en una aparente paz. Pero hubo guerra, además, porque se arrimaron fieramente.

Una ligera cojera acompañaba a Morante. No importó. Cojo y manco es inalcanzable. A las 20.26 había acabado con el cuadro, enterrando la espada hasta los gavilanes en canónico volapié. El asiento de sus zapatillas se siente hasta en esta suerte llamada suprema. Pero supremas fueron las verónicas y, sobre todo, supremos los delantales y una media verónica a pies juntos enfrontilada. La faena contó, desde el prólogo al paso —la trinchera, el molinete— con el hilván de la torería y la ligazón de las series. A las 20.21 una sobre la derecha, hecha de ritmo y compás, desembocó en un cambio de mano descomunal. Al buen jabonero de Cuvillo, un punto bastito, le faltaría fondo para redondear, pero ofreció el suficiente para que aquellas dos tandas de naturales cobraran categórico cuerpo. Asombra contemplar cómo liga el natural con el de pecho, en el sitio, como exigían los clásicos. Le anduvo al toro gozosamente para apurarlo. Lo que hizo con alegría y por alto antes de despenarlo por todo lo alto, inclinando definitivamente la balanza hasta las dos orejas.

Fue curioso comprobar la metamorfosis del público: los mismos que habían coreado el toreo bueno se ponían en pie con el principio de Roca Rey por pases cambiados de rodillas a un guapísimo toro que, por hechuras, son y duración, fue extraordinario. Desde el impactante prólogo al vibrante epílogo por apretadísimas bernadinas —los dos puntos álgidos de la cosa—, se extendió un mar de muletazos en producción industrial, tremendamente físicos, algún circular invertido y mucha gestualización para reconectar. Atacando o atacado a veces, el Cóndor pegó a las 20.56 un estoconazo sideral y agarró dos orejas. Algunos pidieron infructuosamente la vuelta al ruedo para el gran toro, Encendido.

A las 21.25, Daniel Crespo saludó una ovación tras despachar al fino tercero, muy vivo de salida pero venido a menos y desordenado. Quedó en su haber un frondoso saludo de verónicas, un quite por chicuelinas y el principio de faena soltando la izquierda a golpe de muñeca.

Morante de la Puebla escapó de nuevo milagrosamente de la cornada cuando se atrevió —como en Santander— a parar el cuarto con medio capote, en unos recortes de creación propia que acabaron encerrándole contra las tablas. Cuando cayó en el ruedo, la diosa Fortuna quiso que el cuvillo, que subía la corrida con su seriedad, pasara por encima buscando la querencia. Más valor que el Espartero, pero con una pulsión fronteriza en la inmolación. Aquel bravucón de trazos mansos lio la mundial derribando el caballo —cobró lo suyo en cuatro entradas—, y luego quien la lio fue Morante con una importancia acongojante. La importancia de jugarse la vida cada tarde sin un aspaviento. Tremendo el maestro ante la dura bestia en exposición, conocimiento y resolución, siempre por el camino de la pureza, hasta alcanzar lo sublime con la mano izquierda. Quedaron un par de naturales para la eternidad. Aún flotan sobre el ruedo. La transcendencia de lo acontecido acabó en su superlativa derecha, a favor de querencia. Y en un espadazo defectuoso pero suficiente. La plaza fue un clamor que se estrelló contra el muro de un presidente negado, que acabó recibiendo una bronca y el gesto despectivo de Morante con su montera. Eran las 21.55 ya. Y cuando se metió en el callejón se dirigió a Roca Rey con determinación para recriminarle el quite, tan inoportuno: «Eso se hace en otro momento». A lo que el peruano contestó malamente: «Maestro, fúmate un purito despacito».

No le regaló nada el desabrido quinto a Roca arrimándose a puro huevo, contra la lógica, hasta perder el norte de la faena en una extensión extra y ya deslucida. Pinchó además el esfuerzo. Nos adentramos en la noche.

Y se hizo la luz con el notable sexto para Daniel Crespo, que no sólo lo dio todo, sino que toreó superior. Una cadencia mayúscula y vertical a los sones del *Concierto de Aranjuez*, una despaciosidad formidable. Gran y emotiva faena rematada con una rotunda estocada. Dos orejas para sumarse al carro del triunfo y la salida a hombros de Morante y Roca en guerra total.

Pontevedra, 10 de agosto de 2025
Y llegó la temida cornada que parte por la mitad una temporada histórica

Un toro ha partido la histórica temporada de Morante de la Puebla en Pontevedra, la temporada de su vida, y de pronto el verano se ha quedado huérfano de entusiasmos. Tanta verdad tenía un precio. Ese asiento y ese ajuste con los toros venían avisando de lejos, tan despacio como Morante de la Puebla torea. La cogida fue a esa misma velocidad de pasmo. Es grave, pero pudo haber sido peor. Es limpia.

MdlP pesa en el aire con la gravedad de su toreo. Y venía escapando a golpe de milagro en Santander, Marbella, El Puerto... Su ofrecimiento al toro traía algo de inmolación desde las cuatro antologías de Sevilla, las dos de Madrid, la conquista de Pamplona... A sus cuarenta y cinco años y casi treinta de alternativa, Morante, un torero histórico en el mejor momento de su carrera, había volteado el año, como único caso de la tauromaquia en que uno de su estirpe, de los llamados toreros de arte, deja de acompañar para mandar. Y copar las plazas. Y hacerse mito en vida, leyenda en pie. Estaba claro que sólo una cornada podía parar a Morante. La temporada queda partida por la mitad. El verano, huérfano.

Morante de la Puebla cayó herido cuando apenas había arrancado la tarde en Pontevedra. El primer toro de Garcigrande venía quedándose cortito, durmiéndose, apagándose por debajo. El maestro, que no les pierde un paso, consentía a pulso, en los medios, sobre la izquierda, tan de verdad y ceñido siempre. En una de esas, al ligar el de pecho, lo prendió, también como a cámara lenta. En el suelo parecía haberse escapado, pero cuando se incorporó llevaba toda la taleguilla del muslo derecho partida. Y entre el revuelo de cuadrillas y capotes se pudo atisbar la sangre. Lo inspeccionaban como con escáneres manuales y entonces lo levantaron entre todos, formando una camilla de hombres. Y lo llevaron a la enfermería sin saber el alcance a ciencia cierta de la cornada.

Morante había volado desde Jerez por la mañana después de la corrida en El Puerto. Y volvía a torear infiltrado por la voltereta de Marbella días antes. Y esta vez no hubo capote de la fortuna al quite. Acabó con el toro Talavante. Procedieron a operarle en la enfermería de la plaza de San Roque. Con anestesia local. Juan José Domínguez, su banderillero, contaba que el boquete de entrada era «amplio». Y coincidía como todas las versiones en que la cornada no tocaba venas ni arterias. De dos trayectorias, matizaba el apoderado de Morante, Pedro J. Marques. Le colocaron un drenaje. Antes de ser trasladado al hospital Quirón. De allí quería el maestro irse pronto para Portugal. Incluso pedir el alta voluntaria pese a la oposición del cirujano, el doctor Pedro Gil. Igual ya va de camino. El parte colocaba diez centímetros a la «herida anfractuosa», o sea la entrada. Que rompe tejido subcutáneo y fascia muscular. Desgarra abductor mayor con dos trayectorias. Una descendente de diez centímetros y otra ascendente de seis. Pronóstico grave, concluye el parte que siembra una desazón.

La tarde se quedó extraña y amarga, y sobre su amargura se erigió un Daniel Luque colosal. A continuación de la cornada se había corrido turno, y saltó un número ochenta y cinco de nombre Coraje, como si resumiera el sentimiento de la plaza en ese momento por la cornada de Morante, que fue sencillamente extraordinario. El mejor con mucho de los seis. Daniel Luque le armó un alboroto formidable. Sostuvo el garcigrande el mismo ritmo de principio a fin, siempre por abajo, con un tranco generoso, especialmente por la mano derecha. El metro de más de los núñez lo tiene ahora Justo. Luque había dejado la montera en la puerta de la enfermería. Lo cuajó entero para apoderarse de él hasta la explosión por luquecinas, y lo desorejó a carta cabal. No se sabía si pedían el rabo para el torero o la vuelta al ruedo para el toro, que es lo que finalmente fue ante el entusiasmo de Núñez Feijóo y Mariano Rajoy.

La dimensión de Daniel Luque aún alcanzaría sus máximos con un sexto que exigió un mundo. Tan encastado y complejo, pero importante. De los que dan a Luque el título de maestro, con los que saca todos sus registros, ese sitio brutal que domina. Tragó y dominó, y se impuso incluso por ese pitón izquierdo que se vencía. Tremendo Luque, allí donde los demás se ahogan o no alcanzan. Una soberbia estocada. Duro el garcigrande hasta para morir. Un descabello. Una oreja de aquí y de Madrid. Su toro intermedio había sido el más pobre y deslucido de una corrida de buen porte y muchas teclas.

Alejandro Talavante le cortó una oreja con habilidad a un toro que se prestó irregularmente —toro para Luque— y le midió mucho. No resolvió ningún problema de los muchos que le planteó el quinto. Y con la espada lo vieron pasar por las Cíes.

Melilla, 3 de septiembre de 2025
La esperada y frustrante reaparición de Morante

No han sido sólo los tiempos de recuperación de la cornada de Pontevedra el pasado 10 de agosto los que fijaron la reaparición de Morante de la Puebla en Melilla este 3 de septiembre. Latía una motivación extraordinaria en el regreso del toreo —porque Morante es el toreo— a la última frontera, a la última plaza de África, al último fuerte: la exaltación de la españolidad de la ciudad melillense. El sur del sur de España, el norte del continente que asalta Europa, el hambre que empuja los cayucos, las mafias que manejan las barcazas, la sombra de Marruecos que es alargada. Ceuta y Melilla, a punto de ser fagocitadas. MdlP venía a hacer patria, del toreo bandera, precisamente aquí, entre el monte Gurugú y el Tercio de la Legión del Gran Capitán, entre el toro de Osborne y la plaza bautizada como Mezquita del Toreo. Tan modernista, recientemente recuperada y hace no tanto abandonada.

Desde la pandemia, Morante de la Puebla ha extendido el mapa de la tauromaquia con un compromiso expansionista, antielitista, toreando con todos en todas partes. He aquí la prueba de esta corrida mixta cuya fórmula debería estar abolida. Únicamente la presencia de Morante le concedía entidad. De tal modo que convertía de pronto a Melilla en el epicentro del mundo de los toros con su regreso.

Veinticuatro días o 576 horas después de Pontevedra, con el verano huérfano de su maestría, desorientado de su torería, venía también Morante a Melilla a soltar brazos y piernas, testar las facultades, probar la herida. Había una apretura de tardes consecutivas a finales de agosto como para no encararla con inseguridades. Septiembre se presenta fuerte, cargado de responsabilidades —Aranjuez, Valladolid, Albacete, Salamanca, Logroño, Sevilla—. Y la guinda del 12 de octubre, la doble comparecencia de Madrid en un mismo día, 46.000 personas esperan desbordando todas las expectativas al reclamo de su nombre.

Morante de la Puebla no pudo volver en el punto exacto donde lo había dejado porque los toros de Tornay, ay, frustraron cualquier posibilidad. La última de este hierro que vieron estos ojos fue en Castellón, hace muchos años, y ya encarnaron la devastación absoluta de la bravura. Esta crónica debía ser un punto y seguido de un año antológico, otro viaje de punta a punta, del norte al sur del sur. A eso de las 17.35 horas Morante se estiraba en la habitación 427 del hotel Meliá del Puerto para probar la tirantez de la cicatriz —protegida con apósitos— dentro de la taleguilla, y daba esos saltitos de calentamiento como de gorrión. Le preguntaron cómo se encontraba. «Nerviosillo», contestó.

Para la hora de la corrida, 18.30, ya se había liado en su capote de paseo al lado de Juan Ortega y Olga Casado en el patio de cuadrillas de la impecable plaza que Corrochano llamó la Mezquita del Toreo, envuelta en una bandera, o muchas banderas. Todas de España, por supuesto. (Para los curiosos: el coso, el último coso activo del continente africano, mejor dicho, se inauguró el 6 de septiembre de 1947 con la baja en el cartel de Manolete, muerto en Linares por un miura el 29 de agosto. Lo sustituyó Domingo Ortega. El cartel quedó encabezado por él con Gitanillo de Triana, Luis Miguel Dominguín y Parrita para dar cuenta de ocho toros de Joaquín Buendía). A las 18.35 sonaba el Himno Nacional y a continuación la plaza se arrancaba por el hit del verano: «¡Pedro Sánchez, hijo de p...!».

En los primeros compases pudo constatarse que la entereza física de Morante era superior a la del toro de Tornay, bien hechurado, gordito pero vacío de poder y raza. Le duró el fuelle las carreritas abantas. Cuando se encontró con una verónica de bello dibujo, se resintió. Y ya todo fue una cuesta abajo desde el accidentado y trémulo tercio de varas. Apuntes de torería inconclusos, una media garbosa o la sabrosa apertura por alto. No tenía mal aire el toro, pero era el aire de una hoja cayendo, finalmente parada en el suelo.

Para colmo de males, enlotaron juntos los dos más fuertes y, cómo no, fueron para Morante. Feísimo el cuarto además, un ente desbravado, morucho. Sólo valió para constatar que el maestro sigue con el valor íntegro —por las cosas increíbles que intentó— y físicamente recuperado. De lo poco que quedó en limpio fueron los más hermosos muletazos de la tarde. El arranque y una serie de derechazos ya con el toro convirtiéndose en piedra. La frustración atrapó a la gente, que no entendió la brevedad.

Juan Ortega alegró el espíritu de un toro que decía poco con un inicio de faena distinto, como una sevillana bailada, la cuarta, no sé, entre molinetes y pases de las flores. Cortito el viaje, algo más largo por el derecho, corregido en el caballo un molesto punteo, Ortega puso más. Ya desde las verónicas más arrebatadas que limpias. JO con un cierto arrebato también es noticia. Metió el brazo con la espada y cortó la oreja. Fue el quinto un toro ciertamente chico que se movió mal que bien —peor a izquierdas—, y Ortega le dio su fiesta con algunos brillos clásicos, algunos barullos, siempre animoso. Lo tumbó de un bajonazo y le dieron las dos orejas.

Otra se embolsó Olga Casado, que hacía la corrida mixta en todos los sentidos y brindó a Morante un buen novillete de Macandro, a modo. Cuanto más por abajo lo toreaba, subía enteros. Le permitió exhibir virtudes —mejor cuando acompasa cuerpo y muletazo— y defectos —de apenas seis novilladas picadas— en una faena extensa que finalizó por luquecinas y desigualmente con los aceros. Cae a la gente de cine. Eso se constató de nuevo ante un sexto más corpulento, bizco y gacho, buenísimo también. Gritos de «¡Torera!, ¡torera!» arroparon una actuación que contuvo de todo: gaoneras, pases cambiados, toreo encajado —y más enganchado de rodillas—, incluso poncinas. De todo menos espada. Entra a matar a lo que Dios quiera. Queda mucho camino. La plaza, desatada de entusiasmos, la quiso sacar a hombros con Juan Ortega. Y esa fue la foto *finish* del esperado y frustrante regreso de Morante. La vida.

Aranjuez, 6 de septiembre de 2025
El sueño de Pedro Romero

La Real Plaza de Aranjuez había sido escenario de una exaltación del toreo clásico allá por San Fernando, cuando Morante de la Puebla sembró una de sus múltiples lecciones de este año fértil de antología y Juan Ortega alcanzaba una de sus cotas cortando un rabo. La reedición no fue total pero sí exitosa, plagada de buen toreo, el más hondo a cargo del maestro. Pablo Aguado se sumó con su notable campaña regada de tardes gloriosas en plazas importantes. Y salía tres horas después, tres, a hombros con Ortega. Ahora mismo entre Juan y Pablo, Pablo. Y entre los dos, Morante. Que se marchó por su pie marcando la diferencia.

De Ronda subía Morante de ser homenajeado. Y parecía el maestro el mismísimo Pedro Romero con un atuendo exacto de la época de Goya, un retrato suyo, con su redecilla de madroños en el pelo, y sus mangas y hombreras hechas de rica pasamanería, y las chorreras almidonadas de su blanca camisa, y su chaleco dieciochesco cuajado de oro. La autoridad torera con la que trenzó el paseíllo al lado de los discretos Ortega —la taleguilla de marfil no tanto— y Aguado se hacía napoleónica. Cuando soltó la mano izquierda, ya era Dios.

Esto sucedió en los albores de la larga tarde, exactamente en el ecuador de la primera faena, con un toro de mucha clase y preciso empuje, encabezando la armonía de la justita, por momentos frágil y escasa, corrida de Juan Manuel Criado. Que dio tres toros de calidad. A la torería del prólogo le siguieron dos tandas de ritmo creciente sobre la derecha, la mano del toro; a partir de cada tercer muletazo era el toreo puesto en pie, ligado con un embroque inalcanzable. Y así, cuando se presentó su izquierda, ahí abajo se paró el mundo. Exactamente hubo tres naturales como epicentro de un terremoto, una sacudida emocional, incontenida. Qué barbaridad. Y teniendo por ese pitón la embestida algo de informal. Un desarme interrumpió la siguiente tanda, pisada la muleta. La inteligencia de MdlP asumió el papel de concederle la media distancia, para darle un paso más al buen tranco, y sobre la derecha armó redondos completos que se enroscaban en su cintura. Como Pedro Romero soñaba torear. La plaza fue un ole circular, esférico como él. Un pase de pecho rodilla en tierra puso fin a la obra medida. Un pinchazo hondo, un descabello, una oreja.

Juan Ortega salió a continuación con un arrebato febril, arrebolado de verónicas, para cuajar un saludo trepidante, hermoso, más enfibrado que templado, pero mola ver a Ortega ambicioso. La media surgió apretada, girada. Contrastó con el saludo tremendamente templado de Pablo Aguado, dormido o durmiendo el lance, más acompasado, hasta desembocar en un mar de cadencia. El toro de JO, sardo y bonito, empezó a anunciar su escaso fondo ya en el quite por gaoneras. Y acabó parándose muy antes de hora con su buen estilo en el fino estilo del torero. Que a pulso dibujó pasajes inconclusos no sin insistencia, hasta cortocircuitarse todo en un par de desarmes.

El torillo de Pablo Aguado apenas se sostenía y vio el pañuelo verde. Fue mucho más aparente y apretado el sobrero de Cuvillo, estrecho de sienes y encalados los bastitos pitones de los corrales. Esa cal levantó protestas sospechosas. Resultó noble y relativamente humillador en su caminar al paso, y a ese son le cogió el sevillano el aire a su altura con la naturalidad que le adorna. Resultó la izquierda la mano, de tal modo que lo natural fue doble. Aguado ha ganado este año ese andar a los toros, en las salidas y entradas de la cara. Lo mató de una estocada baja y se cobró un trofeo.

Pasadas las 20.15 devolvió la presidencia al abrochado y altón cuarto. Volvió esa otra España entre cómica y dantesca con una parada de bueyes insuficiente, un cabestrero negado y un toro resistente. Hubo que apuntillarlo finalmente entre los gestos simpáticos de felicitación al puntillero José María Amores. Morante, que había colaborado activamente tras los mansos, sonreía. Ya se encendieron las luces artificiales. Como segundo sobrero saltó un toro de Ribeiro Telles, no es broma. Alto como un caballo para más inri. Manso y desabrido, a pechugazos embestía (*sic*). ¿Alguna sorpresa? José Antonio Morante interpretó ahora lidia dieciochesca. Otro recuerdo a Pedro Romero: salió con la espada de verdad y le quitó las moscas, abreviando entre ovaciones.

Juan Ortega repitió el arranque de faena del otro día en Melilla, por molinetes y pases de las flores. Un derechazo y una trinchera dejaron la huella. Traía este quinto una frágil calidad, un fondo que según se administrase podía durar más o menos. Ortega apostó por torearlo hasta que durase. Y así en dos cuajadas y ligadas tandas, sin darle sitio, había gastado casi por completo el toro. Lo demás fue alargar más superficialmente la bonita faena, interrumpida de nuevo por un desarme. Un estoconazo a ley remontó todo y lo catapultó hasta las dos orejas.

El principio de faena al último de Pablo Aguado fue clamoroso. Y la faena, una lección de «alta escuela», como suele tildar Barquero sus grandes obras. Fluyó el toreo en su derecha como la armonía entre torerísimos detalles. La frescura, la coda a dos manos y, sobre todo, un volapié con el que tumbó al buen toro y empataba a Ortega para salir a hombros con él. En eso el empate, en el toreo fundamental ahora mismo fluye y llena más Pablo que Juan. Morante se fue andando para marcar la diferencia.

Salamanca, 21 de septiembre de 2025
Sonata de otoño inconclusa para una tarde memorable

Morante de la Puebla le dio la bienvenida al otoño con una sonata. Una pieza inconclusa, maravillosa, una genialidad esperada y no por ello menos sorprendente. Vaya tarde de toros regaló en Salamanca, robado el triunfo por la espada. Y no sólo. Pero hay triunfos que no se cuentan en orejas, sino por la huella y la memoria, por las suertes resucitadas, el toreo antiguo y el toreo de siempre. Todo sólo al alcance de él. Tan rico el magisterio, tan desatado el genio. Qué locura de exhibición. Y de torero.

Comenzó la sonata de otoño cuando no había despertado la corrida, ni la estación, y dormía el toreo. Un pasmo de verónicas estremeció la plaza en un palmo de terreno. Como si concretaran todos los oles del mundo en su compás, allí abajo, mecidas, sólo sujetas en el aire con un inaprensible juego de brazos. Sucedió igual en Madrid, la primera tarde de gloria, también con un toro de Garcigrande sobre un adoquín. Esa cosa especial de la casa se deslizó en una media portentosa, un *quejío*. Gateaba el garcigrande (Corchoso) como si se redujese o le fuera a faltar el impulso, que era sedoso ritmo, horadando el ruedo con su hocico.

No por ello le faltó celo ni entrega en el caballo, demasiada. Acusaría el gasto. La corrida concurso obligaba. Entre la segunda y tercera vara, MdlP giró dos delantales a cámara lenta y puso en pie la Giralda con una media a pies juntos que sonó a campanario, tan solemne. Fue el principio de faena rodilla en tierra otra joya, y Morante la joyería entera. Descomunal en su empaque, en su pureza, en ese embroque inalcanzable, detenido el toreo en su derecha ligada. Como si torease con un cuarto de muleta y los vuelos. Tan molesto el viento para quien lo hace así. A izquierdas el toro pegó tres amagos haciendo hilo, así que la obra, sin caso al natural, siguió lenta por su camino excelso. De redondos como viejas barricas que desembocaron en un cambio de mano infinito, desbordando todos los márgenes de lo imaginable. Y la trincherilla. Y siendo tanto pareció poco porque el aliento de este garcigrande especial se había consumido. La espada se encasquilló y se llevó la gloria, pero no la memoria. La ovación cayó a sus pies.

No acabó entonces la obra magna, ya convertida la sonata en algo más. Y Morante salió embravecido a parar al toro de Olga Jiménez (Matilla), con medio capote, logrando la perfección del invento por fin en esta temporada antológica. El remate fue mágico, esa media verónica apenas dibujada con las manos desnudas, como si hubiera prescindido del capote. Lidió perfecto, colocado en su sitio, como siempre, y resucitó el galleo del Bu para sacar el toro del caballo. Una locura apuradísima con las piernas pesadas, un prodigio de sincronía, talento y valor. La serpentina subió y bajó birlibirloquesca. Un malabar.

En el rato angustioso que picador y caballo estuvieron a merced, MdlP estuvo perfecto. Prologó la faena agarrado a tablas. Hubo delicias de pureza y esencias para niños y niñas, para *periolistos* y mediopensionistas que quieren tapar con un dedo el sol. Un cambio de mano deslumbró antes de que se rajase el matilla de buen estilo y quebrado fondo. Lo mató impecable. Se pidió la oreja, pero el presidente se negó. Ni como compensación a una tarde para la memoria. La vuelta al ruedo derramó también torería.

Y ahí se acabó el toreo, que no la exhibición del campo charro capitaneada por Garcigrande en esta corrida concurso de ganaderías de Salamanca que resucitó el propio Morante hace tres años. Hubo categoría de toros para dar y tomar. Desde el notable representante de La Ventana al buen sobrero, también de Garcigrande —vaya feria de Justo Hernández, indulto incluido—. A los dos los toreó Alejandro Talavante con hueco suficiente para una yunta de bueyes y enganchar al de fuera. Le cortó al sobrero una oreja que suma para ser líder de nada, y en el otro marró con la espada una faena igual de periférica o más.

Otra se embolsó Borja Jiménez del sexto, de Carmen Lorenzo, que fue el de bravura más ostentosa de los seis, embistiendo con todo, pero no el más especial. Esa distinción la portaba, de otro modo a Corchoso, el toro de Domingo Hernández, que colocaba la cara para redondearse, pero BJ no lo hacía. Parecía que la embestida quería conducirse por un lado y el muletazo por otro. Es verdad que también falló la espada, lo que seguramente frustró la puerta grande con el último. Pero en los dos casos el campo charro se impuso con su brava exhibición. Como Morante con la suya.

Sevilla, 28 de septiembre de 2025
Morante y Roca Rey firman la paz en Sevilla

Volvía Morante de la Puebla a Sevilla después de firmar en la última Feria de Abril, que se metió en mayo, cuatro antologías. A su regreso se añadía cierto morbo por coincidir con Roca Rey después del agarrón del verano. Como un choque o así se vendía. Pero en realidad el solo hecho de que Morante volviera a la Maestranza, aquí donde asienta su trono, confería a la cita una entidad sobresaliente, suficiente por sí misma para cimentar una expectación desbordada como la que ha seguido al maestro a lo largo y ancho de una temporada histórica, milagrosa. Todo suma como carnaza, claro está, pero la causa de la marea humana que inundaba la margen izquierda del Guadalquivir subía de las marismas, del vértice de La Puebla.

Bajó Morante por las escaleras del hotel Colón con un imponente vestido negro y oro de estreno. Imponente como la ovación en la que prorrumpió la Maestranza al abrirse el portón de cuadrillas, por el que aparecieron consecutivamente Javier Zulueta, MdlP y Roca Rey. Había cesado la lluvia, el público plegó los paraguas, volvió a poner en pie una ovación que los sacó al tercio y empezó la tarde de la frustración. ¿Cómo pueden las dos máximas figuras del toreo venir con la corrida más fea del planeta? Una consecución de toros de hechuras inexplicables. Así de mala salió. La noticia de la debacle se concentró en un gesto: la firma de la paz entre Morante y Roca.

A las 18.39 saltó el toro de la alternativa de Zulueta, redondo, colorado, el único con hechuras, perfecto, definidísimo ya entonces. Un gran toro. Sostuvo el mismo ritmo de principio a fin. Fue emotiva la ceremonia, el brindis a su padre, alguacil de la plaza, y algunos pasajes de buen trazo, más que ajuste, tres naturales, por ejemplo. Limpia y aseada faena que no cuajó en obra mayor, mal resuelta con la espada. Lanudo, de Núñez del Cuvillo, se arrastró con todos sus atributos y su categoría.

Cinco minutos después, la suerte huía por el polo opuesto: un toro alto como un caballo, montado, empestiñado, con la morfología inversa de lo bravo, respondió a lo que era. No engañó a nadie, no descolgó nunca, jamás se dio. Tan recto en su acometida, tan perdida la mirada, tan vacío. Morante de la Puebla tampoco engañó a nadie y agarró la espada de verdad ya en la ceremonia de devolución de los trastos y no la cambió. «¡Mátalo!», le gritaron. MdlP cumplió con la petición a nada que le quitó las moscas. Cuando se perfiló, aplaudieron. Cincuenta segundos, Lamet. Casi media estocada trasera y se echó el mulo.

El tiempo ganado se perdió luego con la lentitud del presidente para devolver al tercero, que salió con una cornada —no se me ocurre otra cosa— en un anca. Las protestas crecieron, aunque no afectasen a su motricidad. Ciertamente no era de recibo. En banderillas asomó el pañuelo verde. Y apareció el sobrero, igualmente de Cuvillo, un buey de seiscientos kilos. Bastante inexplicable también. Embistió como era. Boyancón, sin clase, frenado, con todo. La faena de Roca Rey fue insistente, machacona, valerosa, muy a piñón fijo y muy medida por la gente. Todo cabe. Quiso más de lo que resolvió en largo metraje atascándose con la espada finalmente.

Toda la mala suerte se concentró en la bolita de Morante: un toro de cara lavada y expresión de genio completó un lote malo de cojones. Nervudo, siempre por dentro, una avispa, puro calambre. De los que hieren. Antes de comprobar todo esto MdlP lo recibió de rodillas, con una tijerilla enraizada en Fernando, el Gallo. En pie ya empezó el cuvillo a venirse por dentro, madrugadoramente orientado, y el saludo se resolvió con majeza, una media asida en las yemas y una revolera airosa. Juan José Domínguez bregó con poderío y, a veces, con un exceso de celo. Hubo una media majestuosa del maestro en un quite inevitablemente inconcluso.

Del principio de faena se desprendió cierta luz de esperanza cuando cayó un natural hermosísimo, adornado por un molinete zurdo y otro invertido arrebolados en su arrebato. Morante se armó entonces de valor porque estaba siempre en el punto de mira. Y, de pronto, tres naturales impensables detuvieron todo allí abajo, el tercero de una belleza inalcanzable, como aquel de Nazaré, como una ola, como un rugido. El natural más bello de la tierra contra la corrida más fea del mundo. La plaza se volteó como una sola alma, y la banda empezó a tocar «Suspiros de España». Flotaba el miedo en el ambiente, el toro miraba esquinado, un hijo de puta navajero. Conviene resumirlo ya. Y Morante le daba el pecho, la muleta planchada en la izquierda. Y la embestida otra vez afilada, recta, buscándolo. La cogida se presentía como un temblor. Escapó milagrosamente en alguna ocasión. Valiente es poco. Hasta que se midió y se fue a por la espada. No valió nada tampoco un quinto agalgado y feo. Manso y huido. Roca Rey empezó faena de modo poco conveniente. De rodillas. Se fugó el toro, y el peruano insistió en los medios penitente. Lo cogió malamente, pisoteándolo. Morante le recogió la muleta. Como un gesto que luego se amplió con un guiño de paz durante el último toro. Eso es bueno. Y es noble. No sirvió para nada ese quinto. Y para poco más el sexto. «¡Vaya petardo, ganadero!», chillaron. Pero yo creo que el petardo no sólo es del ganadero y que las dos máximas del toreo no pueden venir con la corrida más fea del mundo. Ya digo.

Madrid, 12 de octubre de 2025 por la mañana
Curro Vázquez y César Rincón abren el túnel del tiempo y la puerta grande: «¡Gracias, Morante!»

Amaneció el día con una importancia histórica pasase lo que pasase, encapotado de nostalgias, bajo el recuerdo de Antoñete, la grandeza de Morante de la Puebla y, por ende, de la tauromaquia. Y lo que sucedió fue histórico, memorable, un gozo tan emocionante que a los veteranos aficionados se nos llenaban los ojos de lágrimas y los nuevos se los frotaban ante tauromaquias desconocidas que reflotaban como pecios. La magistral rotundidad de César Rincón y las muñecas rotas de Curro Vázquez. Y más cosas para la foto final como la sorpresiva incorporación de Olga Casado a última hora a la Puerta Grande junto a quienes abrieron el túnel del tiempo. Para que la enmarque.

Un temblor había recorrido la plaza de toros de Madrid, abarrotada de gentes de todo el mundo, cuando se abrió el portón de cuadrillas y aparecieron esos toreros viejos con el sabor de lo antiguo y toda su leyenda. La ovación provocó que se destocasen, deshecho el paseíllo. Antes de ofrecer un recital hecho para el museo de la memoria.

Curro Vázquez abrió, de pronto, el túnel del tiempo. De sus setenta y cuatro años cayó la solera macerada, el toreo de muñecas, con el novillo de Garcigrande —como todos menos el de MdlP— dando su guerrita por dentro a derechas y prestándose al temple por su izquierda, a la belleza del toreo a dos manos, a esa trinchera catedralicia, al sabor de la firma de aquel pase memorable. Qué cosas más hermosas. Aquel natural de dormido pulso, este cambio de mano como escultura y aquella media verónica portentosa que ya quedaba lejos. Bramaba la gente con el ole ronco que sale de dentro. Como le salían a Curro —que tan bien leyó las banderas y los terrenos— las maravillas que fue sumando, como un collar de perlas, hasta hacer un todo para recordar. Le metió el brazo con habilidad y la plaza fue un clamor. Las dos orejas dibujaron una sonrisa en la fina tez del maestro.

Ese túnel del tiempo lo mantuvo abierto César Rincón, a sus sesenta, cuando se dejó venir galopando al novillo, sobrero también de Justo Hernández, y la plaza se echó las manos a la cabeza de melancolía. Y de asombro. El entusiasmo fue absoluto ya con una faena redonda, maciza y profunda hasta las lágrimas. César jugó con las diferentes distancias, se encajó y se hundió con el toreo. Embrocado, ceñido, rotundo. Una locura por una y otra mano con broches y detalles de un magisterio. Brotaba toda la exhaustiva preparación en la firmeza de Rincón. Que no se pudo despedir de Madrid en 2007 y está para volver con todo su descomunal empaque a cuestas: el epílogo de ayudados concentró todo. Un pinchazo no restó un ápice al doble trofeo. Era de rabo.

A últimas se incorporó a la salida a hombros Olga Casado, impulsada en su vuelo por el viento de cola del género y por una gran estocada que unificó, como su disposición, una faena moderna y desigual. Lo mejor de su izquierda, lo no tanto de su derecha y las distintas velocidades.

A Enrique Ponce, que se ha ido sin terminar de irse, le embistió con frágil y delicada calidad su garcigrande, brindado a Morante con un abrazo agradecido. Y entonces Ponce sacó su cadencia, la seda de su muñeca, en una tauromaquia que, por reciente, no sorprende tanto, pero que fluyó con categoría. Los pases de pecho ligados al natural —apenas con media muleta— conectaban con los tendidos, y la coda del toreo genuflexo fue la guinda de una faena construida sobre el tacto y el trato. EP fue fiel a sí mismo hasta para el aviso. La espada encontró hueso y recogió el premio de una oreja.

Alguien gritó «¡Gracias, Morante!». Bendita locura para crear este regalo que será imborrable, un parque jurásico de torería. Chenel se asomaba desde los balcones del más allá para batir las palmas por sus compañeros. Y la plaza de Madrid se puso en pie para reconocerle al genio el invento y la generosidad de su corazón cuanto elevó su brindis al cielo, envuelto en el fajín malva, el color de Antonio... Su romántica apuesta por traerse casi un clon del toro «blanco», también de Osborne, que inmortalizó Antoñete en el 66, supuso una exigencia bárbara. El nuevo *ensabanao* —Presumido, no Atrevido como aquel— fue duro con su seca embestida, siempre frenada, sin humillar. El genio cigarrero tiró de valor —a tres horas de vestirse de nuevo de luces— y de ese fondo de extraordinario torero que es. Sacó naturales impensables, de un aguante bárbaro, salpicados de detalles —trincherillas fantásticas, molinetes zurdos e invertidos— y coronados con una estocada inapelable. Cobró un trofeo.

El vientecillo siguió enredando como toda mañana, y a Frascuelo, que había sustituido a última hora a Aparicio, se le complicó el asunto con el carácter revoltoso de su garcigrande. Demasiado el esfuerzo de su raza de torero a sus setenta y siete años, que le quitaban a Curro Vázquez el título del matador más longevo. El arrebato del que tiró, los apuros que pasó, las cuatro pinceladas arrebujadas prendieron el aliento de la gente para que diese una vuelta al ruedo. Carlos Escolar saboreó tanto su paseo que se pasó, perdido quizá, como esta mañana memorable, en otro tiempo. Al único a quien no molestó el aire fue a Hermoso, magistral y fácil en los albores con un notable toro de Capea.

Madrid, 12 de octubre de 2025 por la tarde
Adiós del más grande por la Puerta Grande más triste del mundo

El toreo se ha quedado huérfano. Caía la noche a plomo, con toda su oscuridad a cuestas, sobre la última Puerta Grande de Morante de la Puebla. Que entonaba un adiós inesperado con la mano sobre una muchedumbre, en una vuelta al ruedo crepuscular, tras haberse cortado la coleta en acto inesperado. Le quitaban muestras del vestido de torear sobre la procesión como quien arranca reliquias. Apenas sin poder avanzar, no sin angustia. Gritos de «¡José Antonio Morante de la Puebla!» camino de la calle de Alcalá, alumbrado el túnel de la arcada de los triunfos por las luces de los móviles. Curiosamente, en paralelo, otras gentes mecían a hombros por la puerta de cuadrillas a Fernando Robleño, que era la despedida anunciada. Una tristeza inmensa flotaba sobre el ruedo.

Morante se había cortado la coleta a las 19.37 de la tarde. De improviso, tras pasear la vuelta al ruedo con las dos orejas del cuarto toro, que lo había cogido de salida. En un ejercicio de superación absoluta, del más valiente de los artistas, del más artista de los valientes. La plaza de Madrid, que se había llenado a su reclamo mañana y tarde, se quedó muda. Y empezó a aplaudir mientras él mismo se desatornillaba la castañeta entre lágrimas. La emoción del momento dejó a todos en shock. No había vuelta atrás. Algunos le habían protestado la gloria. Ya ves. Después de esa estocada perfecta. Y de haber toreado como nadie por la mano derecha. Pero no es esa la cosa ahora. Es el adiós inesperado del dios del toreo. La Puerta Grande esperaba abierta al más grande. Se va un mito viviente, leyenda viva, hacedor de una temporada antológica.

La tragedia revoloteó Las Ventas en el minuto 13 de las siete de la tarde. Morante se ceñía por chicuelinas inverosímiles, después de la tijerilla gallista de rodillas, desbocado de ímpetu y confianza, con el toro de salida. Lo cogió de lleno con la violencia de un atropello. La voltereta fue de latiguillo, terriblemente dura. Tanto, que el maestro quedó tendido en el ruedo, inerte. Lo levantaron las cuadrillas haciendo con sus manos camilla. Grogui, mareado, entre barreras le asistían. Volvió a la cara del toro, recompuesto pero no entero, mermado. Y aun así hizo el toreo. Inigualable el empaque, la reunión, el arte. Sólo por una mano, la derecha, que era la única que se daba el toro. Memorable otra vez. MdlP ha sido este fin de semana la generosidad con mayúsculas, la entrega infinita, y esa generosidad debía de algún modo ser correspondida.

A Morante le había correspondido previamente un toro de considerable altura, grandón, 615 kilos, uno de los tres cinqueños del notable envío de Justo Hernández. De salida voló un saludo con sabor que concluyó elevándose por dos soberbias medias verónicas. Nada para lo que fue el quite —¡qué quite!— a la verónica, detenido el tiempo en un lance, volcado el pecho, hundido el mentón, acompasado todo en una media verónica sideral. Contaba todavía entonces el grandón con un aire de toro bueno, esperanzador. De hecho, lo aprovechó Fernando Robleño, que nunca había toreado una corrida de Garcigrande, a la verónica, queriendo imprimir clasicismo. Pero fueron casi las últimas embestidas con viaje, pues ya en el inicio de faena empezó a quedarse corto, desfondado. MdlP abrevió con torería y se atascó con la espada contra el muro.

A Fernando Robleño, tras un toro manejable y mediocre, le embistió el toro de su despedida con la excelencia que merecía con su historial de hierros de pedernal. Una cosa superlativa este Tropical de Garcigrande. Y Robleño lo gozó por las dos manos, como si fuera el último, que realmente lo era, hasta que al final de la faena, tan coreada, se dejó ir en el natural más sentido de su vida. Fiel a su currículo lo pinchó antes de enterrar la espada. Una oreja de peso. A continuación, sus hijos le cortaron la coleta tras veinticinco años de carrera.

Había abierto la corrida un toro de una perfección de hechuras increíble, tan cortas las manos, tan entipado, tan serio a la vez. Saleroso descolgaba con un tranco espléndido, ese son de categoría. Sergio Rodríguez lanceó suelto y por fuera, enseguida se puso por chicuelinas y también galleó por ellas. El garcigrande planeaba. La lidia fue mala, especialmente las tres veces que intervino Jesús Fernández, cruzándose por delante. Confirmaba alternativa Rodríguez, que se había ganado el puesto de este 12-O como ganador de la Copa Chenel. No se enteró mucho del toro, de sus claves, digo. Cuando más enganchado venía y más toreado iba, más profundidad sacaba. Bravo además Saleroso, que lo quería todo por abajo.

Sergio Rodríguez se acopló mejor y entonó más en la tercera serie por la mano derecha y en algún pasaje al natural. La plaza respetó la discreta faena, y tampoco se percató del fondo del toro a tenor de las rácanas palmas en el arrastre. Rodríguez lo había matado con rectitud. No fue malo tampoco el sexto, pero no hubo brillos. Daba igual. La noticia estaba en otro sitio, en la Puerta Grande más triste del mundo, ésta del adiós de Morante que deja el toreo huérfano.

Dramatis personae

José Antonio Morante Camacho «Morante de la Puebla»

Es el protagonista absoluto, el genio dañado por la anomalía psiquiátrica, el artista más grande sobre la tierra, el héroe que encuentra en el toreo una vía de luz. El libro —un viaje periodístico a Morante y con Morante— narra su «temporada inalcanzable de 2025, construida contra la lógica, en lucha contra la grave enfermedad mental que padece». Torero enciclopédico, intérprete inigualable, caen los hitos a sus pies, marca el paso más allá del arte y levanta su leyenda sobre el pedestal del valor inquebrantable. El 12 de octubre de 2025 en Madrid se quitó la coleta en un arrebato emocional, ese «no puedo más» como gesto de salvación. Pero torear es su miedo y su gloria. Su bálsamo y su infierno. Su alternativa a vivir y su condena de vida. Su vuelta en 2026 se entiende en este punto con un enfoque clínico, terapéutico, y hace de este libro una obra circular.

Pedro J. Marques

Apoderado, correa de transmisión de Morante desde 2021, amigo, enfermero, diván y báculo. Todo pasa por él. Tiene la llave de exclusiva del acceso al maestro, lo entiende al milímetro. Es el encargado de buscar soluciones médicas por todo el mundo y mantener viva la ilusión del torero en sus momentos más oscuros.

Lo aisló de su entorno para fijar su residencia en Portugal. Aparece como salvador de las relaciones más tóxicas, de todo aquello que desata la tristeza, el mismo pueblo de La Puebla, según su palabra, pero en La Puebla no todo el mundo lo ve de ese modo. De educados modales, su veleta vira hacia donde sopla el viento del genio: lee sus pensamientos y cambia con ellos. Una cosa y su contraria caben en un espacio de siete días. Sin él no se entendería al mejor Morante de todos los Morantes en treinta años de gloria.

Fernando y Guiomar Marques

Padres de Pedro. Forman con su hijo y Morante una familia en paralelo a la propia familia del torero. Guardia pretoriana en su intimidad, lo acogieron en su casa de Marinha Grande (Portugal) como quien adopta a un hijo dañado. Vigilaron su tratamiento de cerca entre la Fundación Champalimaud y el doctor Antonio Sampaio.

Pepi Camacho

Madre del genio. Su testimonio es fundamental para conocer la infancia de Morante, sus primeros pasos y su relación innata con el toro desde la cuna: el niño nació torero.

Rafael Morante

Padre del protagonista, fallecido en 2022. Fue el gran agitador de su vocación, el profeta de su destino. Quería un hijo torero y tuvo al mejor de los toreros.

Álvaro Núñez

Ganadero y amigo cercano que ofrece a Morante de la Puebla su finca del sur de Portugal como banco de pruebas cuando se buscaba de nuevo sin encontrarse. Es quien impulsa la idea del libro al solicitar ayuda al autor para recopilar las crónicas de Morante, reconstruir su memoria quebrada por los tratamientos de electrochoque. Conoce al maestro por dentro y por fuera, su historia, su evolución y su leyenda. Como todos los grandes ganaderos, antes que un concepto de la bravura lo tiene del toreo. Y en ambos casos es extraordinario.

Andrés Roca Rey

Figura máxima del toreo en la última década a tenor de su poder en taquilla y su regularidad en el triunfo, emerge como el gran antagonista de la temporada por sus planteamientos opuestos a las líneas morantistas en un inesperado cruce de caminos. A veces aparece citado como el cóndor del Perú o el astro peruano. Su arrolladora tauromaquia también se enclavija en las antípodas de Morante. El libro detalla su rivalidad personal y profesional, que culmina en un tenso «agarrón» verbal en El Puerto de Santa María. La aparente paz firmada en la feria de San Miguel fue eso, aparente.

Joselito, Juan Belmonte y Rafael el Gallo

El libro aporta esta triangulación en torno a Morante, que es un toreo gallista que se explica por Juan Belmonte. Pero es gallista no sólo en el sentido de torero largo y la visión expansionista de la fiesta de José, sino también en el de la expresión y el caos de Rafael: el Pasmo de Triana —así se llamaba también a Belmonte— quiere torear como el Divino Calvo —así apodaban al Gallo— aunque la historia diga que es Antonio Montes el ascendente inmediato, que también. La revelación de Rafael el Gallo en esta triangulación como clave para descifrar a Morante es cosa importante. Joselito, tan poderoso con todos los toros, se fija en el tipo de toro —muy preciso y contado en aquel tiempo— que le sirve a Belmonte, y entiende que ese es el toro que hay que buscar: los ganaderos emprenden bajo su varita de zahorí la búsqueda de la bravura moderna. El toreo que conmociona a los públicos es el de Juan y, un siglo después, el de Morante de la Puebla: el asiento, el temple y la hondura. «José me ganó la partida en Talavera», dice Belmonte en referencia a la muerte de Joselito en aquella plaza, el 16 de mayo de 1920. Juan se quita la vida en su finca de Gómez Cardeña, cuarenta y dos años después, el 8 de abril de 1962.

Rafael de Paula

El irrepetible genio de Jerez. «Aunque tenga un currículo pobre, soy un torero para la historia», decía. Cuando desplegaba su capote, el aire cambiaba de color. Su influencia en Morante de la Puebla se manifiesta desde la aventura del apoderamiento. Paula le azuza con su colmillo, pero también le habla muy bien de toros. Morante agitana su verónica, que gana terreno, compás y hondura; en definitiva, su toreo crece. La relación profesional acabó en 2007, pero no el cariño ni la admiración. José Antonio lo cuidó hasta su muerte, tal como hizo Juan Belmonte con Rafael el Gallo. Precisamente Belmonte atisbó en la juventud de Paula el talle y la hondura. La historia del toreo también es circular.

Doctor Antonio Sampaio

Prestigioso psiquiatra de Lisboa que aplica el tratamiento que permite a Morante realizar la histórica campaña de 2025.

Rafael García Garrido

Aterrizó hace diez años en la Monumental de Las Ventas de la mano de Simón Casas. Constituyeron Plaza 1, Unión Temporal de Empresas (UTE), que nace de Nautalia y Simón Casas Productions con el objetivo de gestionar la primera plaza del mundo. Garrido traía otra visión del negocio taurino, una modernidad que entronca con los sectores del ocio y el turismo. Innovó con planes de publicidad y marketing. Fijó a la juventud como público con la oferta de las copas y la fiesta posteriores a la corrida, no sin críticas. Las Ventas batió el récord de abonados en la Feria de Otoño de 2025 con la certera apuesta por Morante de la Puebla el 12 de octubre.

José María Garzón

Nuevo empresario de la plaza de la Maestranza de Sevilla, el relevo de Pagés después de más de noventa años. Su escalada en el mundo empresarial taurino no ha estado exenta de zancadillas por parte de su propio estamento. Es un agitador de ferias, tradicional pero efectivo. Rompió moldes con un anuncio en las televisiones generalistas en la temporada de 2025. La plaza de toros de Santander es su fortín más preciado después de dejar la de Málaga en impecable estado. No cejó en el empeño de contar con Morante en su debut como gestor de la Maestranza en 2026 hasta que lo consiguió.

Ramón Valencia

Gestor saliente de la plaza de toros de Sevilla como último eslabón de la empresa Pagés —cuñado de Eduardo Canorea y yerno del recordado Diodoro Canorea— al frente de la Maestranza después de noventa y tres años. Llegó a entender el pulso del abono maestrante —nueve carteles de «no hay billetes» en el último año avalan su gestión—, pero su soberbia le llevó a pleitear con la Real

Maestranza de Caballería y le costó perder la plaza. Recompuso la relación con Morante después del alejamiento que supuso la ruptura del G-5 y lo convirtió en el eje de sus temporadas.

G-5

Se menciona como un momento crítico en la historia de Morante —año 2015—, una crisis protagonizada por las figuras del toreo —incluido él— en relación con los derechos de imagen de la televisión, lo que provocó una ruptura temporal con la empresa de la Maestranza de Sevilla.

Antonio Chenel «Antoñete»

El maestro del mechón blanco y los pulmones negros, el torero de la melancolía y la Movida madrileña, ya fallecido, icono de Madrid en los ochenta. «Y en su izquierda habitaba el Paraíso», escribió Agustín Díaz Yanes. Redescubrió el toreo clásico —el sentido de la colocación y las distancias— a toda una generación con su reaparición en 1981. Morante regaló el 12 de octubre de 2025 a la afición madrileña el monumento que le faltaba, una escultura en la que aparece con su inseparable pitillo. El hilo de la historia sostuvo al torero cigarrero a lo largo de la dura temporada: alcanzar el 12-O se convirtió en un objetivo irrenunciable para homenajear a Chenel. Fue el festival más maravilloso que se recuerda.

Justo Hernández

Ganadero de Garcigrande, pieza clave en los éxitos de Morante en Madrid y Sevilla durante 2025, y en otras tardes antológicas de otros años en la Maestranza. Otro genio en lo suyo, que es la excelencia en la bravura (hecha con mimbres mansos). Clavó el extraordinario juego de los novillos-toros que aportó al festival de

Antoñete y horas después en ese mismo 12 de octubre regaló también una tarde para la historia, el último toro de la apoteosis.

César Rincón

Natural de Bogotá, es el torero americano más importante de todos los tiempos. Conquistó España, Francia y, por supuesto, también América. Sigue en su poder el récord de Puertas Grandes en la Monumental de Las Ventas en una sola temporada: salió a hombros cuatro veces en 1991 de manera consecutiva. Había tomado la alternativa de manos de Antoñete en 1981 y se la concedió a Morante de la Puebla en 1997. El círculo se cerró con el festival del 12 de octubre de 2025 que organizó el maestro sevillano. Volvió a rendir Madrid con su rotundidad y el manejo de las distancias.

Curro Vázquez

Forjó en los años ochenta un triángulo mágico con Madrid y el otoño, la feria más fértil para sus triunfos: «torero de otoños», «maestro de maestros», «torero de inmensas minorías» y, por supuesto, «torero de Madrid». Nació en Linares pero siempre fue de aquí, donde forjó su leyenda como figura de culto. Las Ventas siempre lo esperó en los momentos bajos. El 12 de octubre de 2025 redescubrió el toreo a una generación de jóvenes que desconocía esa manera de torear con las muñecas, de mecer al toro. El festival de su íntimo amigo Antoñete merecía la coda de su maravilloso magisterio, la nostalgia de otro tiempo.

Agradecimientos

Este libro salió adelante con el aliento constante de mi guardia pretoriana de cabales: Antonio Lucas, Paco Pascual, Pepe Aymá y Juanma Lamet. Su pregunta diaria de «¿cómo va el libro?» fue viento en la vela cuando el barco se quedaba al pairo. Cada consejo de Antonio y Paco venía con brújula.

Siempre tuve presente, al mirar atrás, a mi hermana Verónica, mi sangre: sin su médula no hubiera existido esta larga prórroga de vida.

Nunca paré de pensar, durante el proceso de escritura, en la gente que sufre la quiebra de la salud mental.

Y, por último, lo primero: la proeza inspiradora de Morante, su daño y su genio, su generosidad para abrirme las puertas de su intimidad y la valentía para mostrarse al mundo.

Morante y la fotografía

El don de Morante de la Puebla para cualquier faceta del arte adquiere cotas de genialidad. La imaginación forma parte de su genio. El tipo es un regalo natural para el fotógrafo, la cámara le quiere. Hablo más allá del ruedo, fuera de la plaza, porque ante el toro es Ordóñez y es José, es Belmonte y Rafael. La belleza de las fotografías de Morante toreando no las ha alcanzado nadie. La colección de Aritz Arambarri de 2025 confirma la afirmación de que verle es entrar en el Museo del Prado de las Tauromaquias, un gozo emocionante. Sublima absolutamente todas las suertes del toreo, incluso las que adquirieron notas de vulgaridad por su manoseo. Pienso en la chicuelina. No es la suerte pues, sino el intérprete. El arte en esencia, desprovisto de todo lo superfluo, brota en él. Del derechazo al natural, de la trinchera al molinete. Aritz captó el 13 de junio —la primera de sus tres tardes en Salamanca, uno de los tres rabos que cortó en 2025— una imagen poderosísima, como una ensoñación: Morante se elevaba sobre las puntillas, asida la muleta con las dos manos, rescatando una suerte antigua. Incluso el toro, enroscado a su figura, parecía colaborar en la instantánea. Un cuadro.

El sentido de la escena que adorna su cabeza proyecta imágenes de una belleza singular. La estética para los reportajes y entrevistas que hemos producido en el periódico siempre se han tratado bajo el prisma de la categoría visual. El mundo del toro es muy rico para ser enfocado por los medios con la lente de la vulgaridad. La mediocridad como cáncer del tratamiento del toreo. Alguna vez habremos fallado. Nunca con José Antonio Morante, el inventor de producciones mágicas. Corría el mes de enero de 2020, año del centenario de la muerte de Joselito, el Gallo (Talavera de la Reina, 1920), a quien tanto venera. Nos dirigimos a su finca de la Huerta de San Antonio, en La Puebla del Río, para la entrevista.

La idea de la fotografía no la habíamos fijado. El retrato parecía claro viajando con José Aymá, el heredero de Alberto Schommer. Charlamos con el maestro a la luz de la chimenea hasta la madrugada, grabamos su palabra. La palabra de Morante desprende inteligencia, ingenio, claridad hasta para adentrarse en la oscuridad. Conoce la historia del toreo desde su génesis, sabe su hilo porque lo estudia.

A la mañana siguiente realizamos la sesión de retratos, aún sin definir la fotografía de plano abierto. José Antonio nos indica el camino de la puerta. «¿Dónde vamos, maestro?». «Al cementerio de San Fernando». Se viste con un abrigo negro, se cala un sombrero del mismo color, coge una silla de enea, una vela con una palmatoria roja y un puro con su vitola dorada. Todo lo despliega frente al mausoleo de Joselito que levantó Mariano Benlliure y nos regala una fotografía de época, una literatura de Poe: «Las trampillas abiertas de las criptas subterráneas parecen bocas de serpientes que respiran. Llueve sobre las lápidas, crucifijos y flores, y las capillas de los muertos enterrados en familia necesitan orearse contra la humedad. La grisura del cielo es espejo de tanto mármol. Sevilla no parece Sevilla en esta mañana londinense de enero. Morante de la Puebla camina entre las tumbas del cementerio de San Fernando como una aparición de tiempos pasados».

Cinco años después el decorado es diferente, en la finca de las Cabezas, en Utrera, la llamada Malvaloca. Somos los mismos, pero más viejos. Pedro sugiere un reportaje campero, en la placita de tientas, con un par de vacas de Álvaro Núñez. No cuaja la idea. No nos cuadra. El maestro señala por la ventana de su recoleta casa encalada un crucifijo de piedra que preside el alto de una loma. Busca el vestido de corto inspirado en Joselito, el Gallo, siempre presente; descuelga una vieja garrocha que fue de Juan Belmonte; ordena que ensillen y enjaecen un caballo tordo; y pide las espuelas plateadas como detalle final. Ya estaría. Señala un crucifijo de granito del siglo XIV en lo alto de un cerro. Le seguimos en el coche todoterreno, tras la grupa de su caballo. «Una amalgama de viejas tauromaquias vuelve a darse en él, último cabo del hilo del toreo. Las chorreras de la camisa blanca asoman por debajo del barbuquejo que asegura el sombrero cordobés en ese mentón hecho de verónicas; los zahones de cuero lucen la "M" de su hierro, las espuelas de plata gastadas; el gesto serio, belmontino, señalando con la barbilla Gómez Cardeña. No queda lejos».

Quiero decir que trabajar con Morante de la Puebla es un privilegio. Comimos un guiso campero de conejo con la madre de Pedro, Guiomar. El maestro visionaba en el teléfono móvil, entre porción y porción, el vídeo del toro Victorino Martín premiado con la vuelta al ruedo el día anterior en la Maestranza —3 de mayo de 2025—: «Un buen toro». Cuando remata el café, o los cafés, inicia el proceso de transformación para que Aymá lo inmortalice. Le pide que hagamos un retrato al uso de los que se hacían los toreros de finales del siglo XIX y principios del XX en un estudio. Morante parece sacado de aquel tiempo de torería sepia.

De otro modo afrontamos el viaje desde El Puerto de Santa María a Pontevedra. El planteamiento gráfico es ser testigos silenciosos de cuarenta y ocho horas en su antológica temporada, cruzar España a su lado. Morante no posa, no mira a la cámara, no finge una sola actitud. Y, sin embargo, cuando en la habitación el mozo de espadas atornilla la castañeta, sentado en un butacón, envuelto en su inseparable batín de Rubinacci, se transfigura en un *ronin*, un samurái, Belmonte en pleno siglo XXI. Y cuando fuma a contraluz, calzada la taleguilla, desnudo el torso, adquiere un halo de inmortalidad. No hay nada impostado en él. El ritual de vestirse de torero sigue su curso, íntimo, callado, entre cafés y Marlboros.

José Antonio actúa como si no existiera la cámara de Alberto Di Lolli, ni la mira en una actitud concentrada, ausente. Desprende un aura su figura indescriptible, incluso dormido en el Cessna que vuela entre Jerez y Santiago. No sabría definir ese misterio. El aura es eso: una presencia que no se toca, pero se siente. Está en la voz quebrada de Édith Piaf, en el trazo insolente de Picasso, en el silencio que precede al propio Morante. Es la luz que convierte lo humano en mito, lo cotidiano en rito. Y cuando aparece, no hay nada que la explique: sólo cabe rendirse. No pertenece al artista, sino al instante. El arte, cuando es verdadero, no se limita a existir y nos transforma a todos.

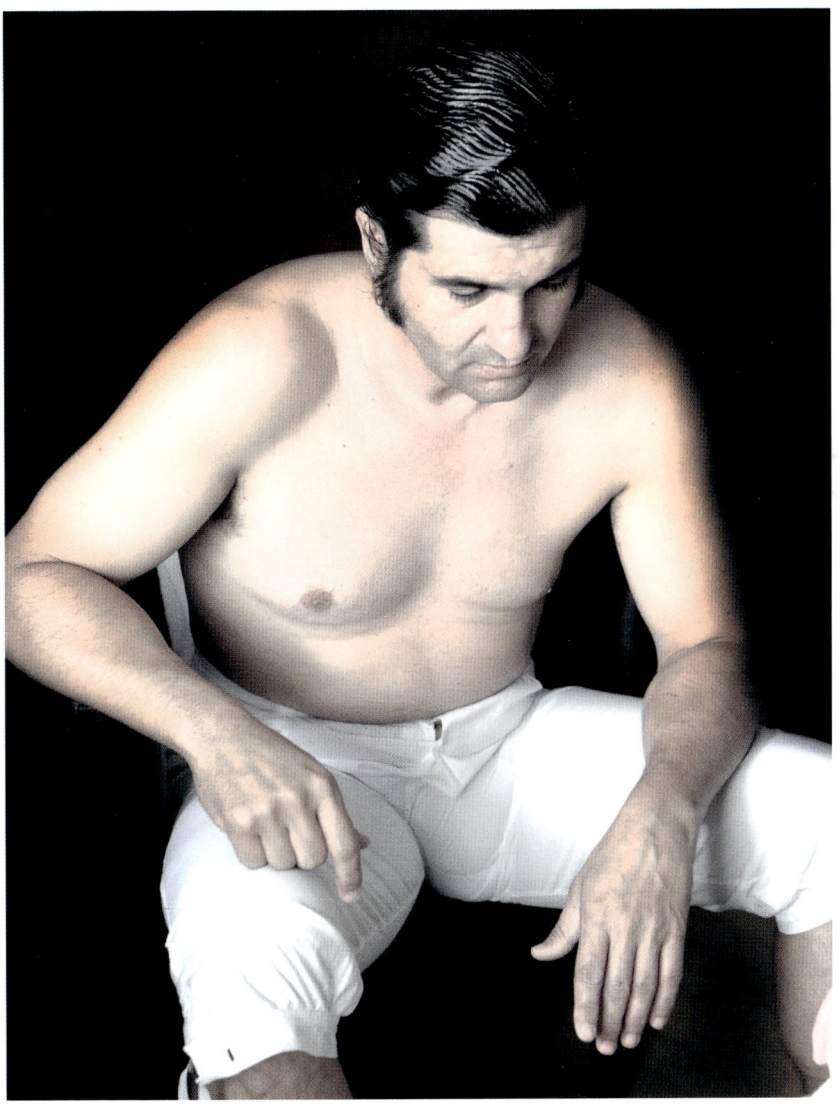

Morante, con su calzón antiguo de hilo, se viste de torero en la habitación 202 del hotel Ocurris, en Ubrique (Cádiz), para afrontar la última tarde de las cien de la temporada 2022. (Foto: José Aymá.)

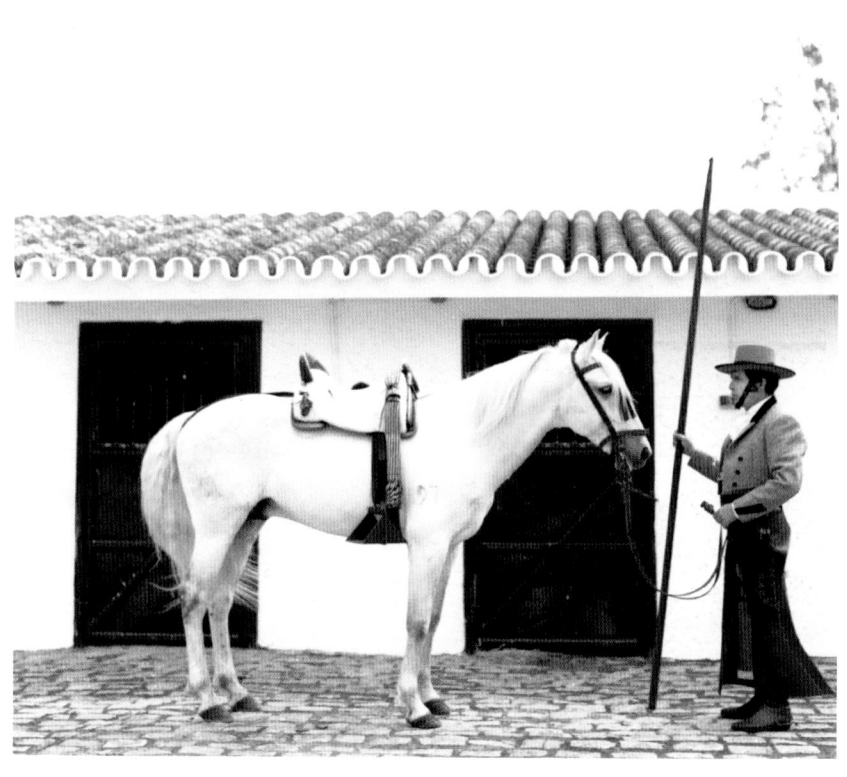

Morante, vestido de corto con un traje inspirado en Joselito el Gallo, con la garrocha de Juan Belmonte, frente a su caballo, en mayo de 2025. (Foto: José Aymá.)

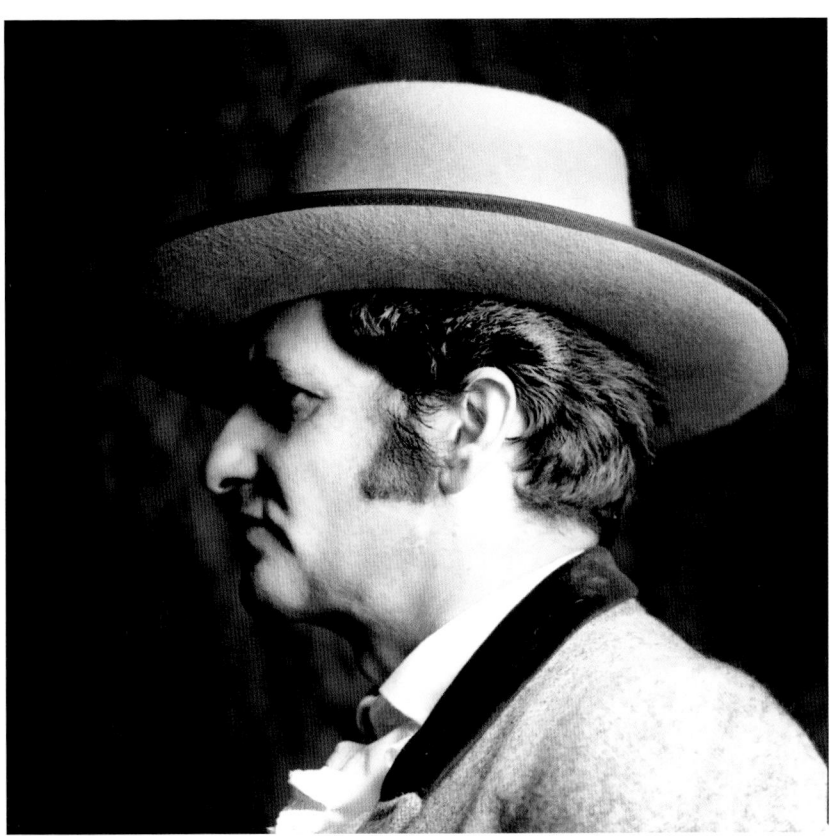

Retrato de Morante con su sombrero cordobés, mayo de 2025.
(Foto: José Aymá.)

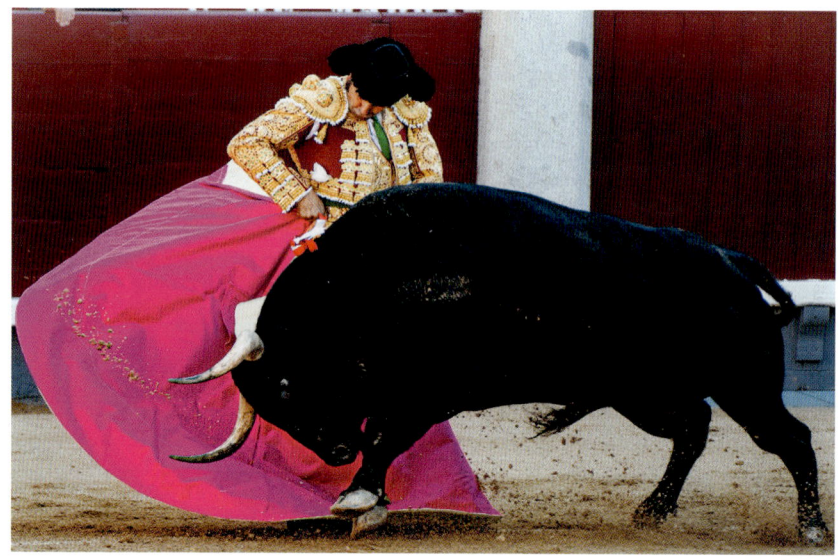

Media verónica portentosa como si se fuera a guardar el capote
en el bolsillo, 28 de mayo de 2025, en la Corrida de la Prensa de la
Feria de San Isidro, Las Ventas. (Foto: Aritz Arambarri.)

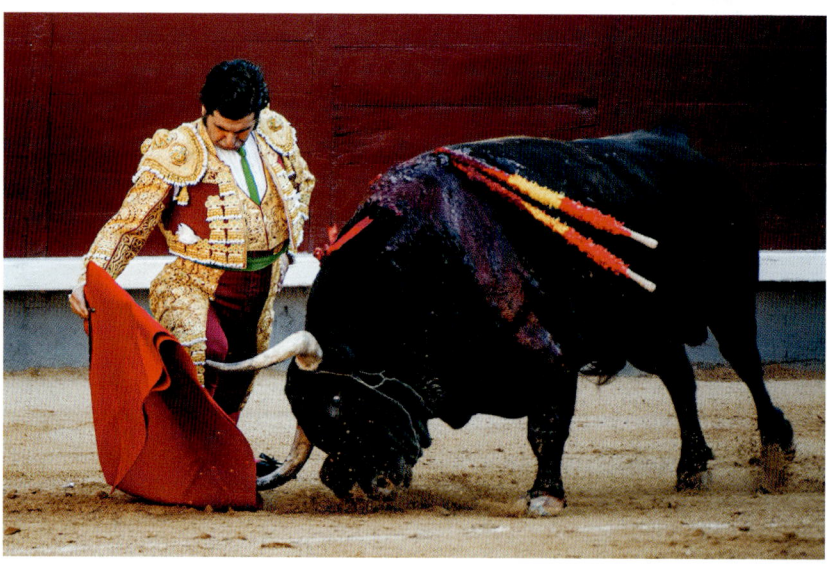

Descomunal muletazo por bajo el 28 de mayo de 2025 en Las Ventas.
(Foto: Aritz Arambarri.)

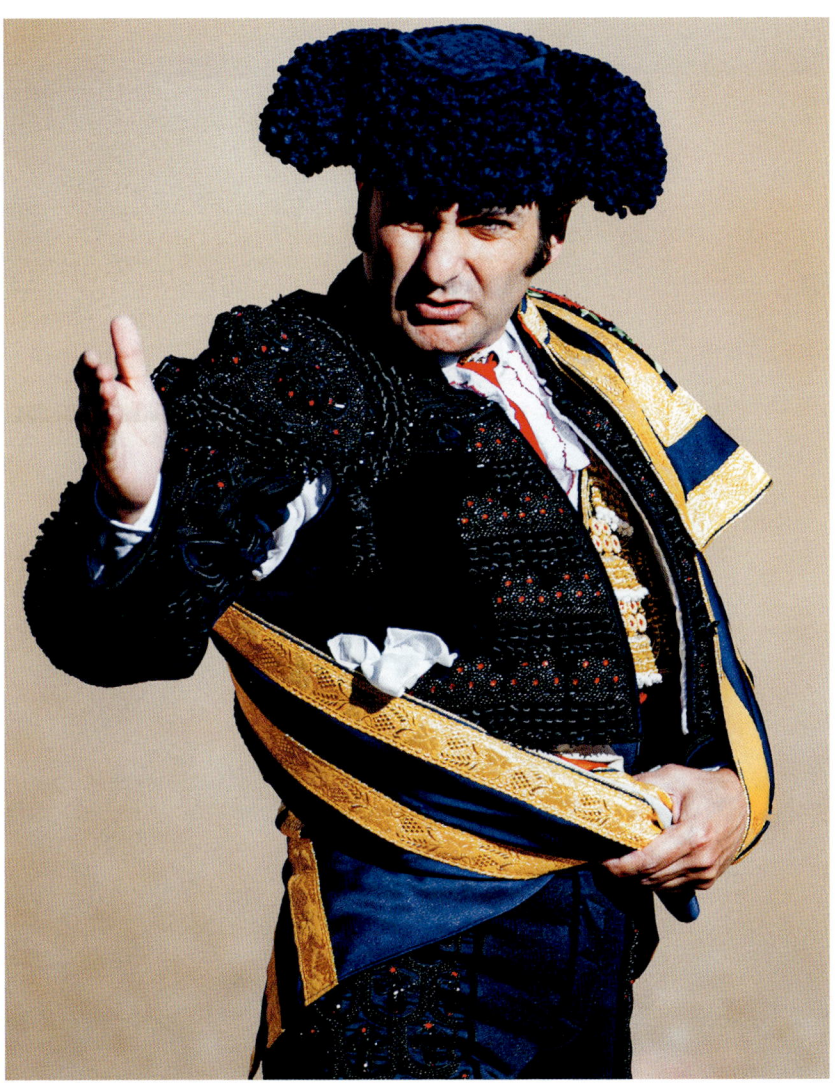

Morante y su montera azul en el momento de arrancar el paseíllo de la Corrida de la Beneficencia, Feria de San Isidro, 8 de junio de 2025. (Foto: Aritz Arambarri.)

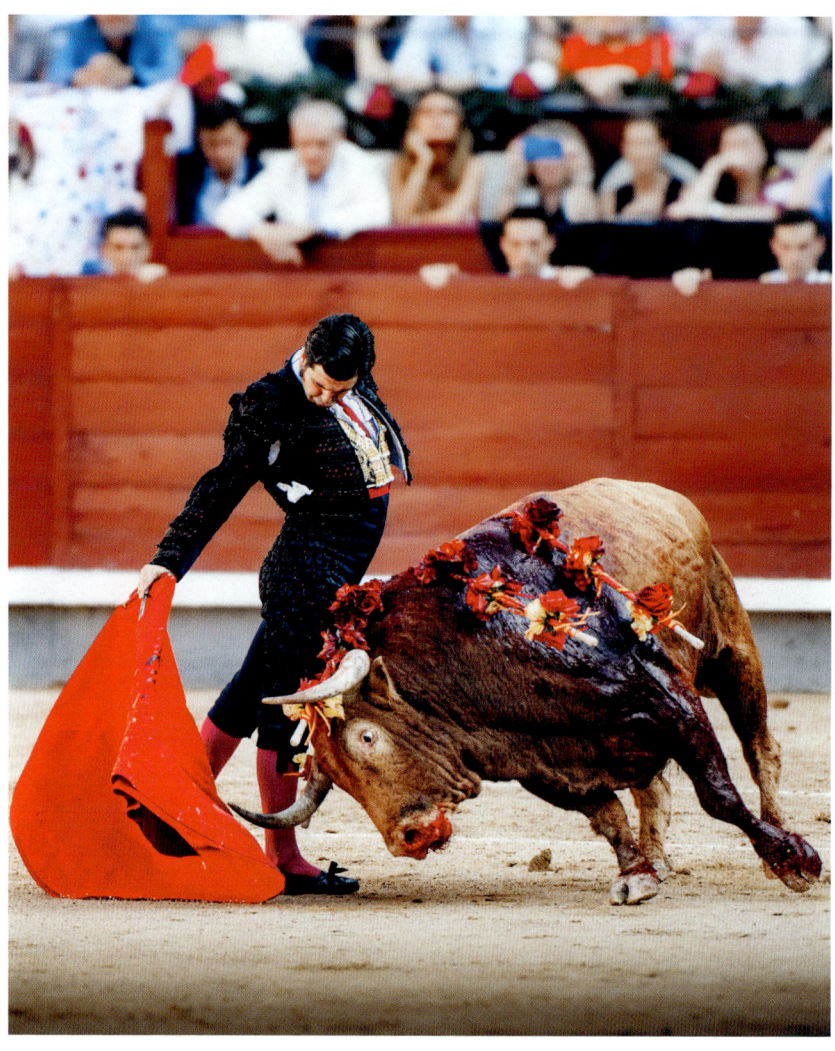

Derechazo de una belleza insuperable, Corrida de la Beneficencia, en la plaza de Las Ventas, el 8 de junio de 2025, la tarde de su primera Puerta Grande en Madrid. (Foto: Aritz Arambarri.)

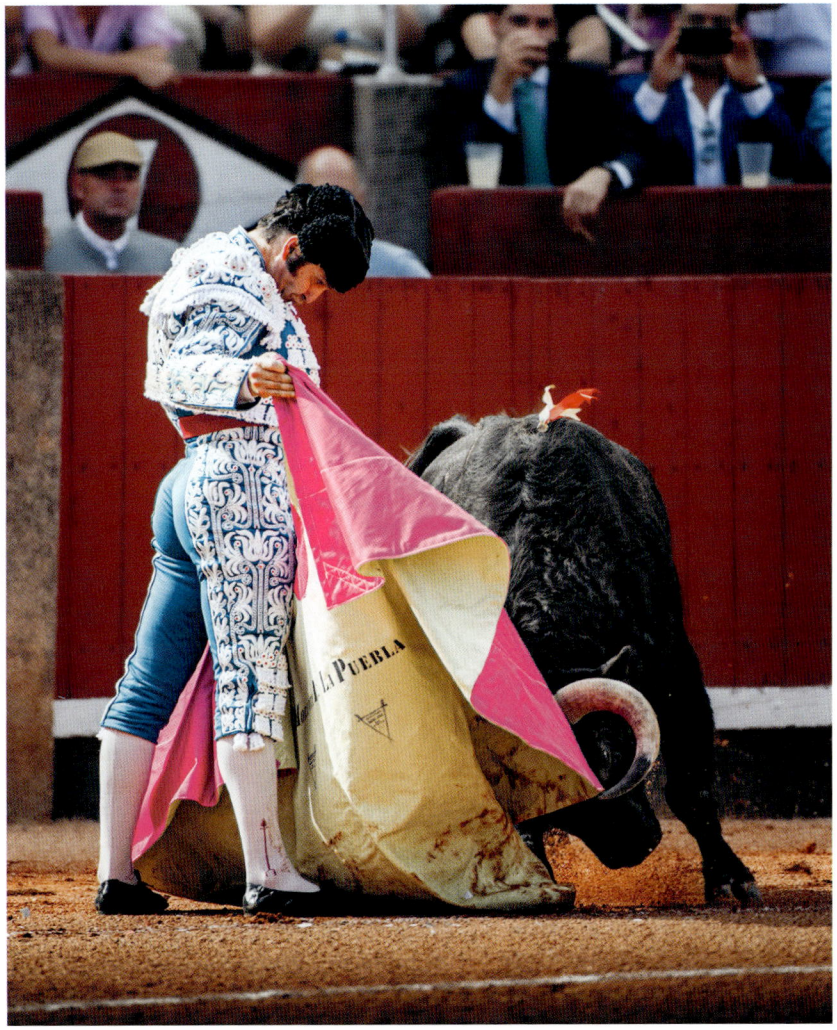

La perfección de la verónica sobre el ruedo de la plaza de toros de
Salamanca, en la inolvidable tarde del 14 de junio de 2025.
(Foto: Aritz Arambarri.)

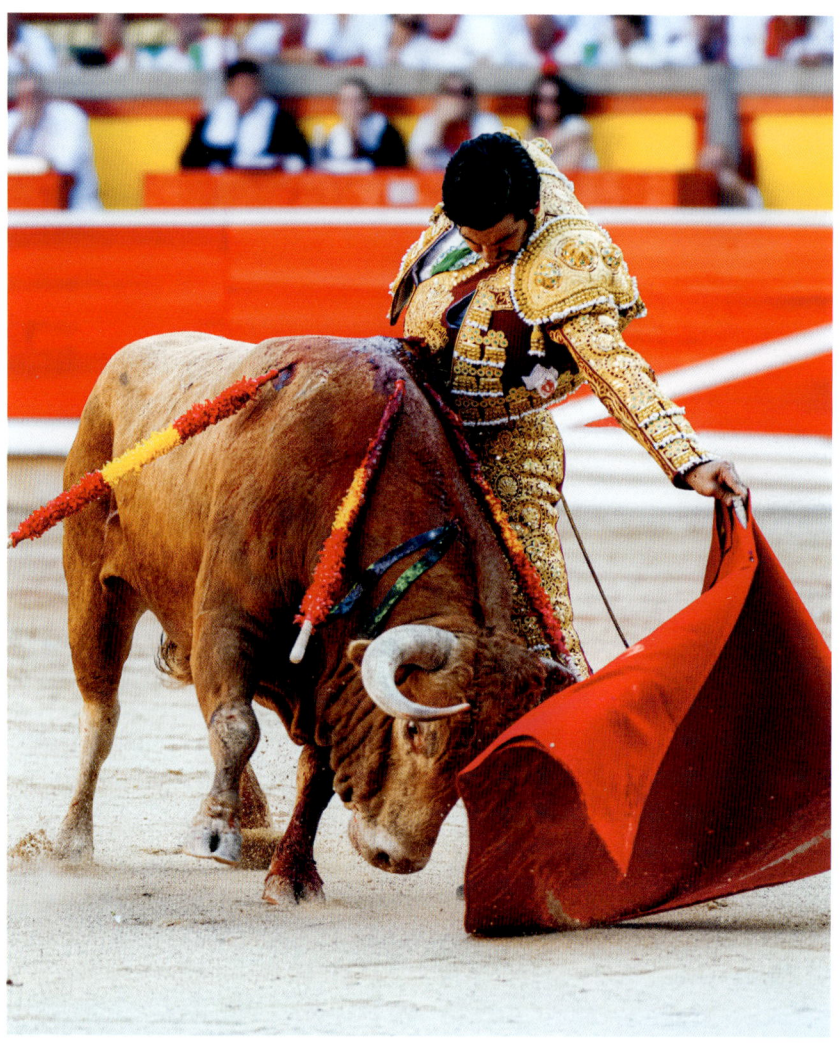

El ajuste imposible de un natural en la Monumental de Pamplona,
Feria de San Fermín, 9 de julio de 2025.
(Foto: Aritz Arambarri.)

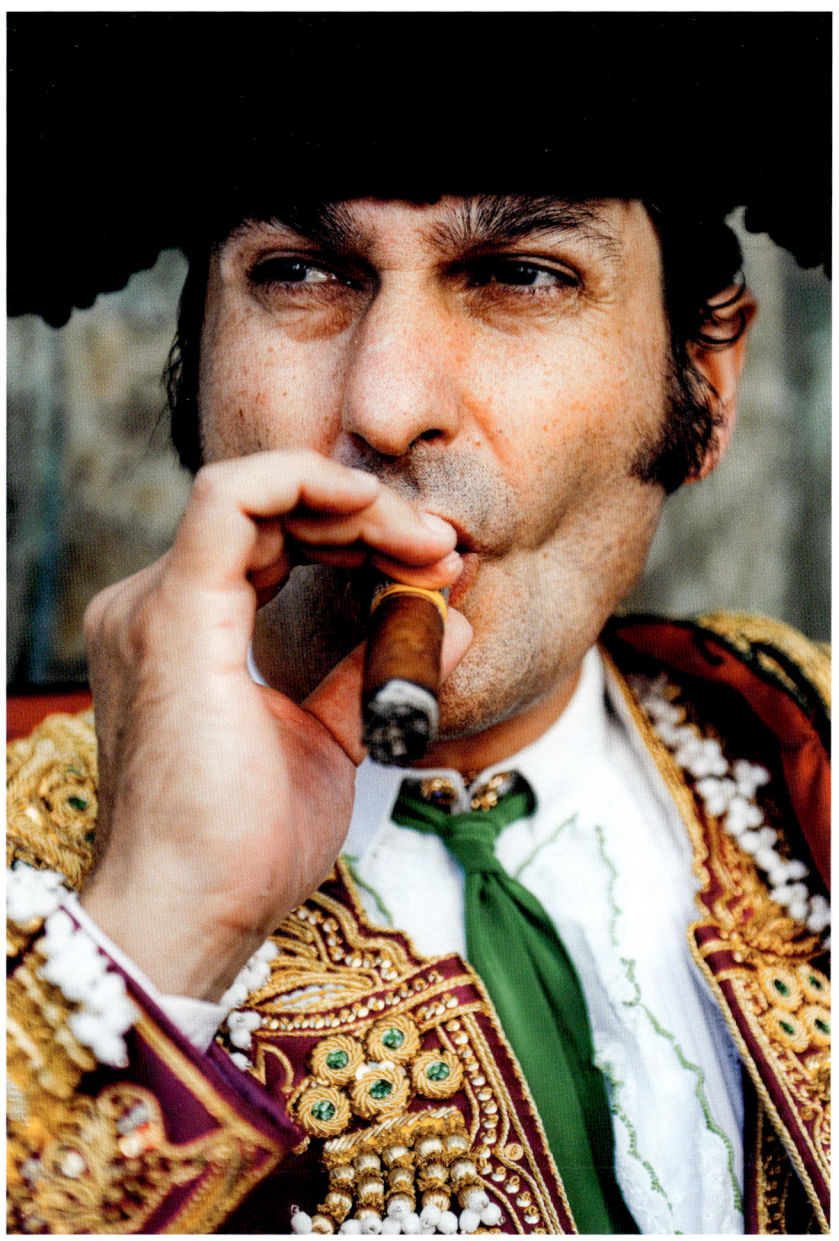

Morante fuma un veguero antes del paseíllo en la plaza de toros de Azpeitia, el 31 de julio de 2025, día de san Ignacio de Loyola. (Foto: Aritz Arambarri.)

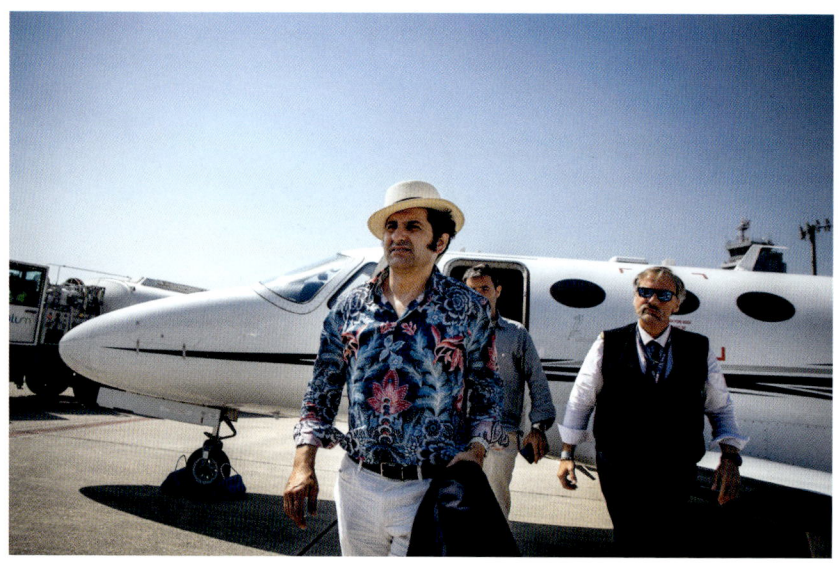

Morante baja del avión privado en el aeropuerto de Vigo, 10 de agosto de 2025. (Foto: Alberto di Lolli.)

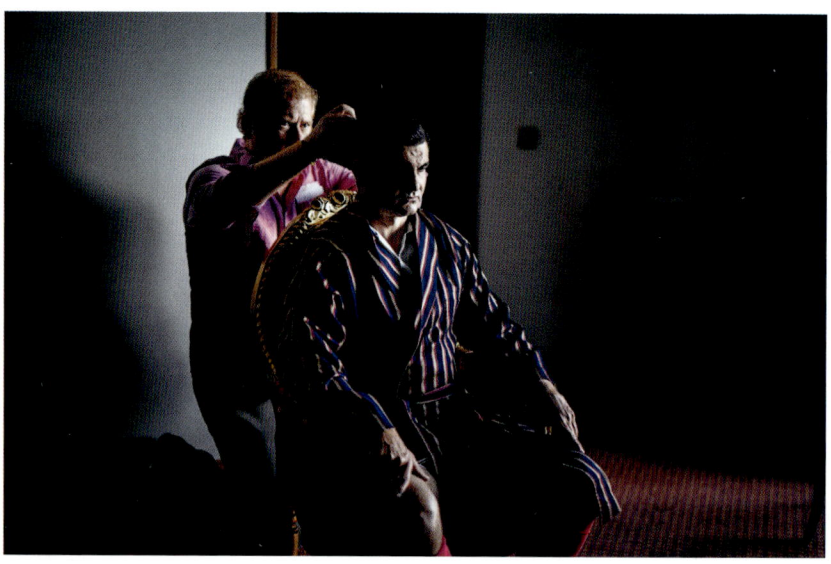

El ritual de colocar la castañeta para afrontar la tarde en El Puerto de Santa María, 9 de agosto de 2025. (Foto: Alberto di Lolli.)

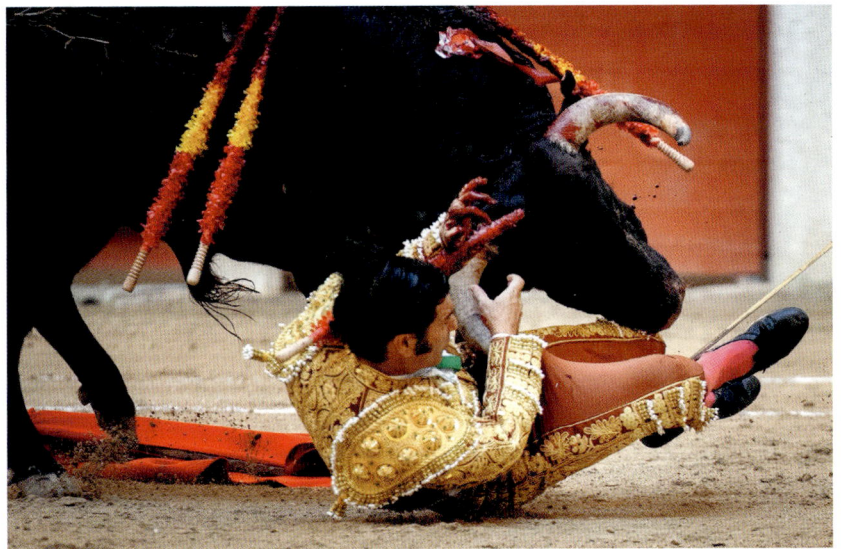

Pontevedra. (Foto: Alberto di Lolli.)

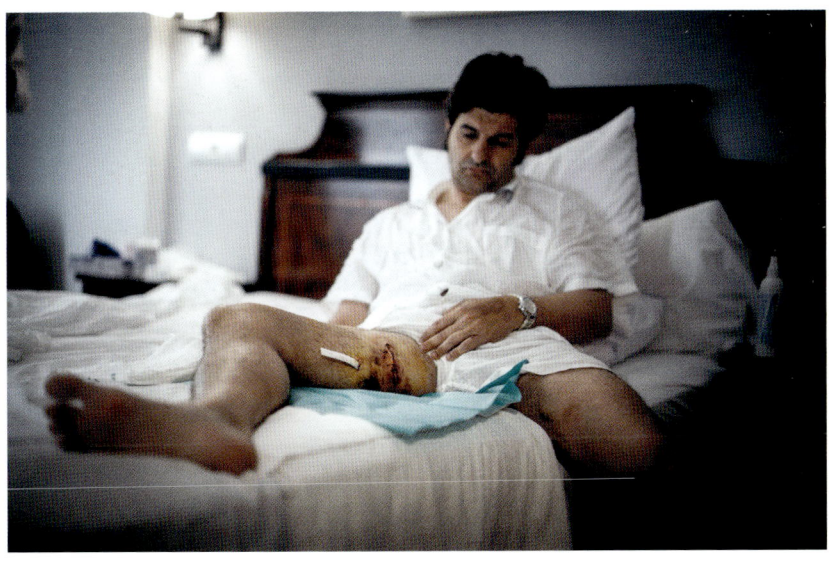

Cura. (Foto: Alberto di Lolli.)

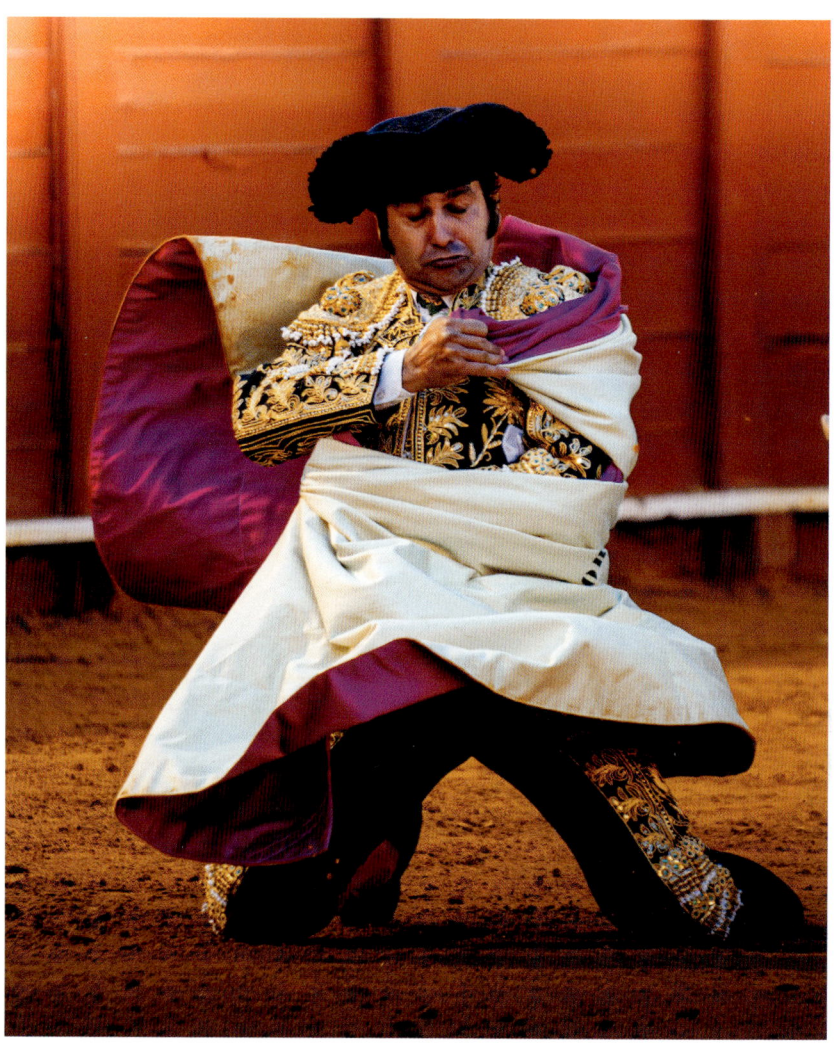

La suerte que practicaba Fernando el Gallo para recibir a los toros de rodillas a finales del siglo XIX, en la plaza de toros de Sevilla, Feria de San Miguel de 2025. (Foto: Aritz Arambarri.)

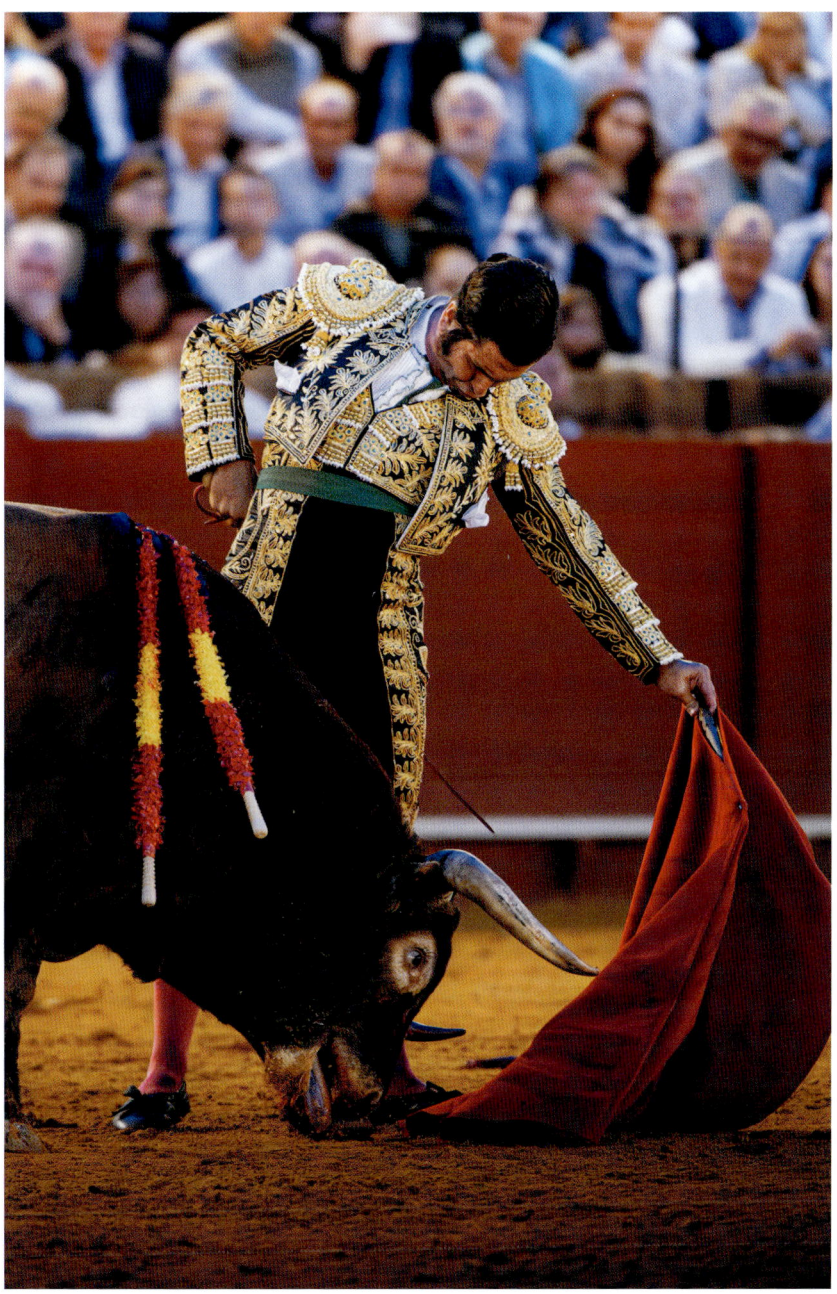

Insuperable natural de Morante en la plaza de la Maestranza en la última
tarde de la Feria de San Miguel, septiembre de 2025.
(Foto: Aritz Arambarri.)

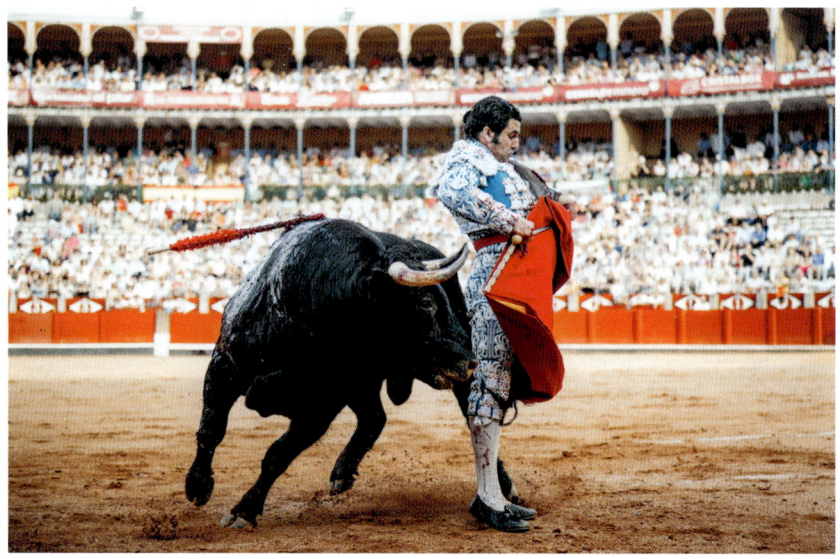

Morante deslumbró con este original molinete, asida la muleta con las dos manos, el 14 de junio de 2025 en Salamanca, donde cortó un rabo. (Foto: Aritz Arambarri.)

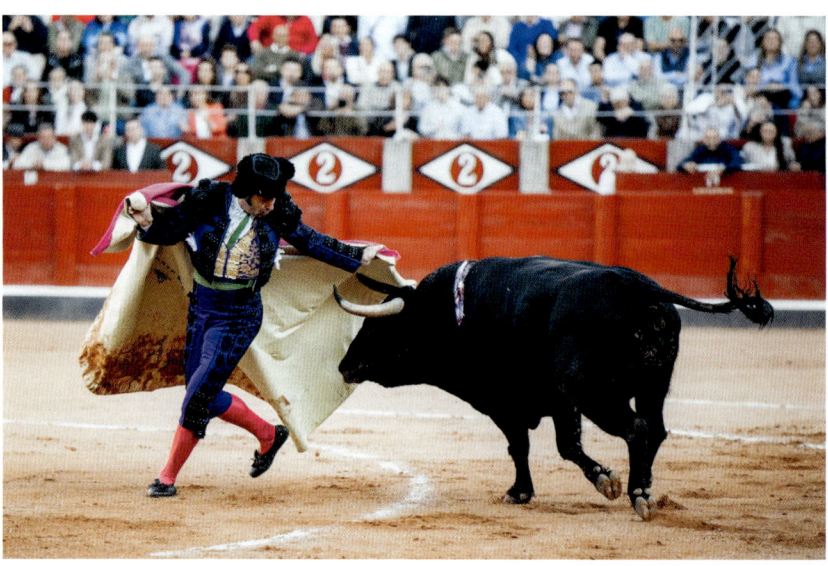

Galleo del Bú en la plaza de toros de La Glorieta, Salamanca, el 21 de septiembre de 2025. (Foto: Aritz Arambarri.)

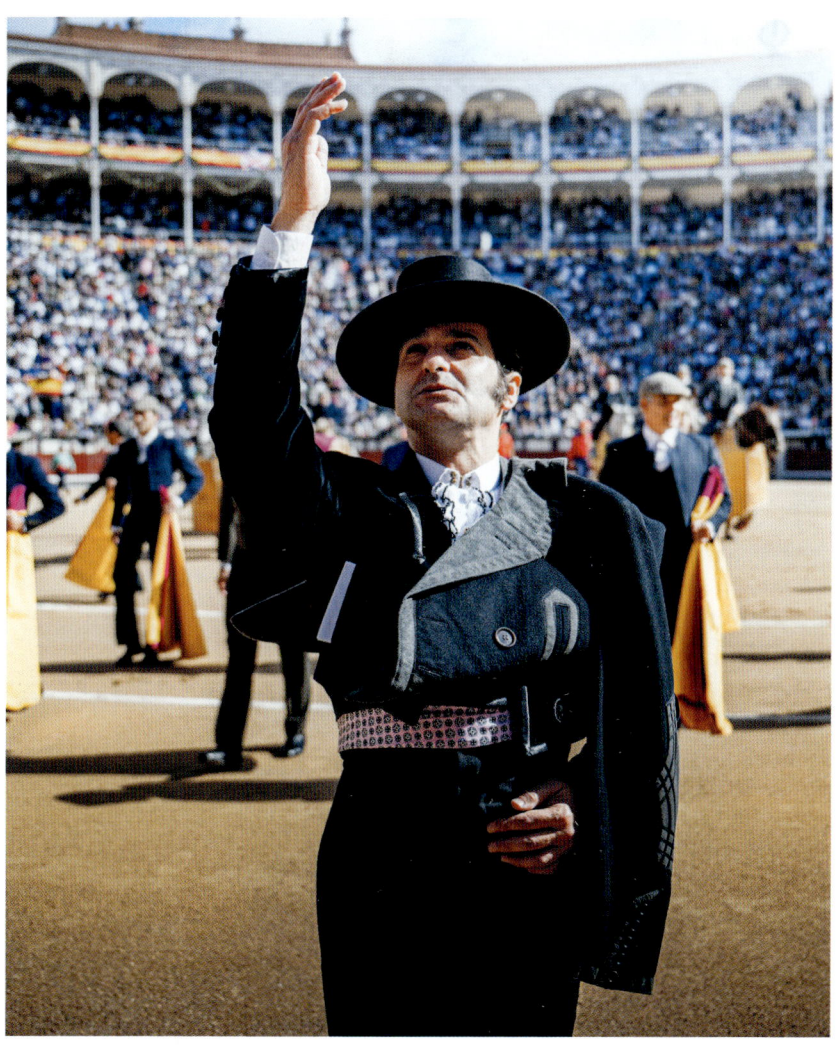

Saludo a la presidencia en la mañana del 12 de octubre de 2025, en el
festival homenaje a Antoñete en la Monumental de Las Ventas.
(Foto: Aritz Arambarri.)

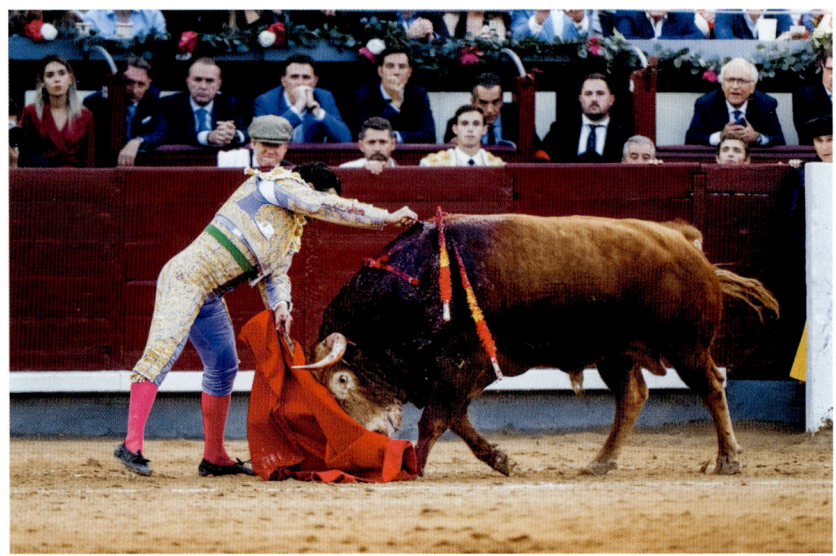

La estocada según mandan los cánones y dicta el estilo de Rafael Ortega, en Las Ventas, el 12 de octubre de 2025. (Foto: Aritz Arambarri.)

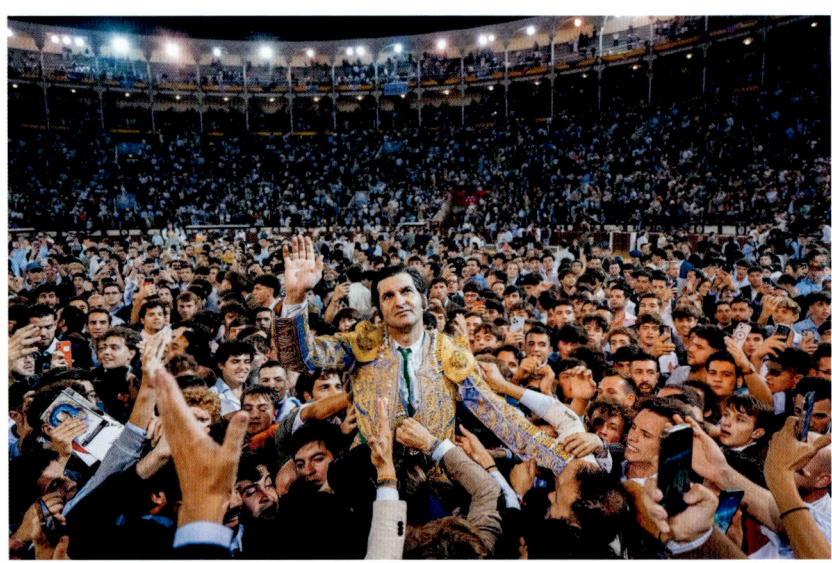

La última salida a hombros el apoteósico y triste 12 de octubre de 2025 en Madrid. (Foto: Aritz Arambarri.)